स्वस्थ खाएँ तनमन जगाएँ

डॉ. यतीश अग्रवाल
रेखा अग्रवाल

राजकमल प्रकाशन

पहला संस्करण : 2004
चौथा संस्करण : 2025

सलाहकार
डॉ. आर.एस.के. सिन्हा, वरिष्ठ चिकित्सक
मूलचन्द अस्पताल, लाजपत नगर
रिंग रोड, नई दिल्ली

डॉ. दिनेश सिंघल, जठरांत्र रोग विज्ञानी
पुष्पावती सिंघानिया रिसर्च इंस्टीट्यूट
शेख सराय, फेज II, नई दिल्ली

प्रकाशक : राजकमल प्रकाशन प्रा. लि.
1-बी, नेताजी सुभाष मार्ग, दरियागंज
नई दिल्ली-110 002

शाखाएँ : अशोक राजपथ, साइंस कॉलेज के सामने, पटना-800 006
पहली मंजिल, दरबारी बिल्डिंग, महात्मा गांधी मार्ग, प्रयागराज-211 001
1, अनमोल सोराबजी सन्तुक लेन, धोबी तलाव, मरीन लाइंस, मुम्बई-400 002
वेबसाइट : www.rajkamalprakashan.com
ई-मेल : info@rajkamalprakashan.com

मुद्रक : बी.के. ऑफसेट
नवीन शाहदरा, दिल्ली-110 032

चित्र संयोजन : अभिमन्यु सिन्हा
रूप-सज्जा : नरेश शर्मा

मूल्य : ₹99

SWASTH KHAIN TANN-MANN JAGAIN
By Dr. Yatish Agarwal & Rekha Agarwal

ISBN : 978-81-267-0958-8

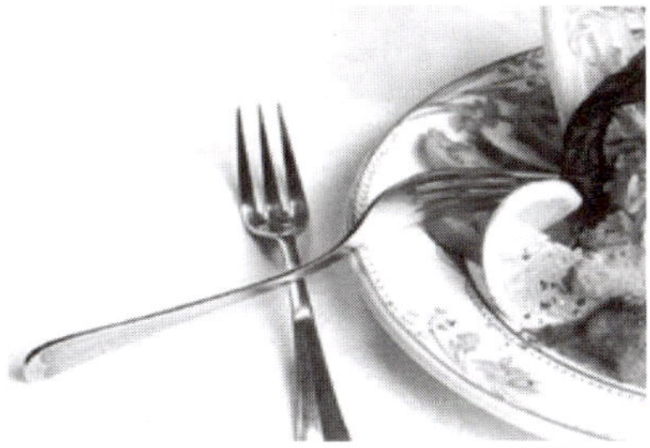

अनुक्रम

क्या खाएँ, कितना खाएँ

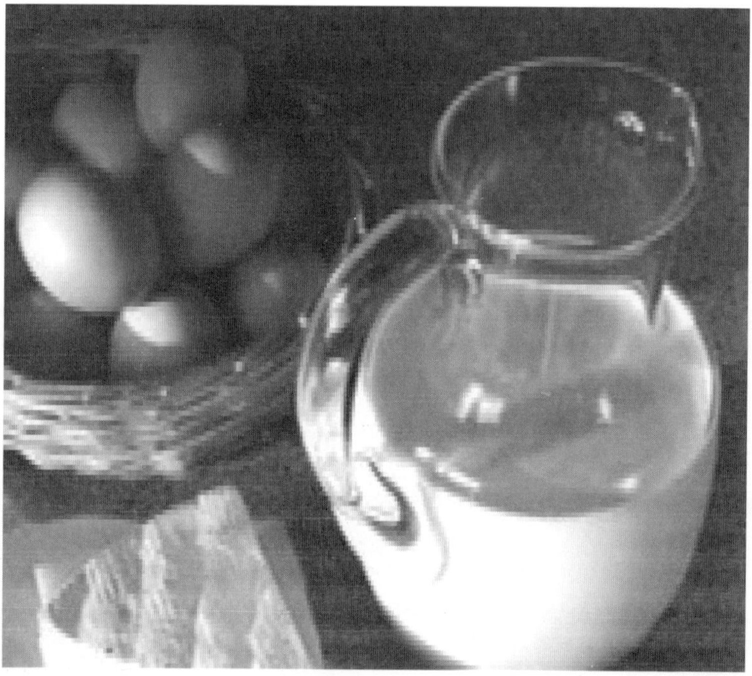

संतुलित भोजन तन-मन को जगाए रखने की पहली बुनियादी जरूरत है। आहार में सभी पोषक तत्त्वों को प्राप्त कर ही यह शरीर स्वस्थ और हृष्ट-पुष्ट रह सकता है। प्रकृति ने नाना प्रकार के भोजन रचकर हमारा यह कार्य आसान कर दिया है, लेकिन आधुनिक युग में मानव प्रकृति से इतना दूर छिटक गया है कि आहार-विज्ञानियों को इस विषय पर मेहनत-मशक्कत करनी पड़ रही है कि आदम और हौवा की संतानें क्या खाएँ, कितना खाएँ! ऐसे सरल भोजन पिरामिड भी रचे गए हैं जिन्हें एक नजर देख लेने से ही दैनिक आहार का नक्शा मस्तिष्क पर अंकित हो जाता है।

> भोजन मात्र भौतिक सुख ही नहीं देता। यह जीवन को वैभवमय आनंद से भर देता है। उससे परस्पर सद्‌भावना प्रेरित होती है और दूसरों का खुशनुमा साथ मिलता है। यह हमें नई हिम्मत से भर देता है।
>
> **एल्सा स्कीयाप्रेली**
> *शॉकिंग लाइफ*

धरती पर बसे सभी जीव जीने के लिए भोजन पर निर्भर हैं। सच तो यह है कि अन्न के बिना इस जीवन की परिकल्पना ही नहीं की जा सकती। जब से हम माँ के गर्भ में आते हैं, पलते-बढ़ते हैं, जन्म लेते हैं, शिशु से बालक, बालक से किशोर, किशोर से वयस्क बनते हैं, अन्न ही इस देह की रचना करता है, शरीर को हृष्ट-पुष्ट रखता है और नित्यचर्या की विभिन्न गतिविधियों के लिए हमें शक्ति देता है। इसी से यह जीवनयात्रा आगे बढ़ पाती है।

नित्य जीवन में हम अनेक प्रकार के भोज्य पदार्थ ग्रहण करते हैं। उनसे हमें नाना प्रकार के पौष्टिक तत्त्व मिलते हैं, सभी में अलग-अलग पोषक गुण होते हैं। उन्हें सही मात्रा और सही अनुपात में लेने से ही हमारे शरीर की पोषण आवश्यकताएँ पूरी हो पाती हैं। विविध भोज्य पदार्थों को उनकी रासायनिक संरचना, पौष्टिक गुणों और पोषक क्षमता के आधार पर पोषण-विज्ञानियों ने कई प्रकार से वर्गीकृत भी किया है।

विविध पोषक तत्त्व

रासायनिक संरचना के आधार पर किया गया वर्गीकरण सबसे प्रचलित है। इसके अंतर्गत सभी भोज्य पदार्थों में निम्नलिखित में से एक या अधिक पोषक तत्त्व विद्यमान होते हैं :

- प्रोटीन
- वसा
- कार्बोहाइड्रेट
- विटामिन
- खनिज
- जल

प्रोटीन

पोषक तत्त्वों में प्रोटीन का पहला स्थान है। तंदुरुस्त रहने के लिए इसे समुचित मात्रा में लेना जरूरी है। शरीर में इसके कई दायित्व हैं। यह शरीर में चल रहे निर्माण कार्य के लिए अनिवार्य है। इसकी मदद से ही कोशिकीय स्तर पर ताउम्र अंगों के भीतर मरम्मत होती है। पुरानी कोशिकाएँ जब जर्जर होकर नष्ट हो जाती हैं तो नई कोशिकाएँ उनका स्थान ले लेती हैं। शरीर की रोगबचाव प्रणाली भी हमलावर जीवाणुओं के विरुद्ध

प्रोटीन से ही अस्त्र-शस्त्र तैयार करती है। प्रोटीन की सहभागिता से ही शरीर हीमो-ग्लोबीन, कई एन्जाइम और हॉर्मोन बनाता है।

आहार में हमें रोजाना 10-15 प्रतिशत कैलोरी प्रोटीन से लेनी जरूरी हैं। दालें, सोयाबीन, अनाज, मूँगफली, दूध, पनीर, मछली, मुर्गा, मांस और अंडा खाकर हम यह आवश्यकता पूरी कर सकते हैं। इन सभी भोज्य पदार्थों में प्रोटीन प्रचुर मात्रा में होती है।

वसा

वसा के शरीर में कई रूप हैं, जैसे ट्राइग्लिसराइड, वसीय अम्ल और कोलेस्टेरॉल। भोज्य पदार्थों में नित्य मिलनेवाली वसा से हम ऊर्जा प्राप्त करते हैं। ऊर्जा भी थोड़ी नहीं, प्रोटीन और कार्बोहाइड्रेट से दोगुनी! प्रति ग्राम प्रोटीन और कार्बोहाइड्रेट से मात्र चार, तो वसा से हमें पूरी नौ कैलोरी मिलती हैं। वसा के रहने पर ही हम भोजन से विटामिन *ए*, विटामिन *डी*, विटामिन *ई* और विटामिन *के* जज्ब कर पाते हैं। शरीर में यह सभी महत्वपूर्ण अंगों के इर्द-गिर्द इकट्ठी होकर उन्हें सुरक्षा प्रदान करती है। इसी से हमारे भीतर चुनिंदा हॉर्मोनों की रचना होती है। यह तंत्रिकाओं को इंसुलेशन भी प्रदान करती है और त्वचा के नीचे जमी रहकर हमें ठंड से भी बचाती है।

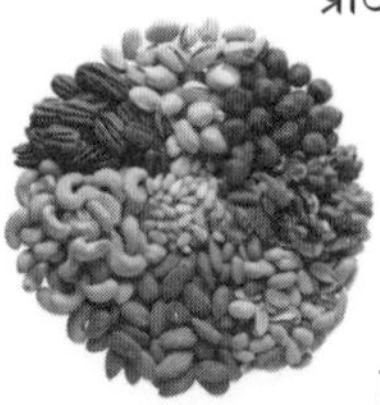

आहार में 20-30 प्रतिशत कैलोरी वसा से प्राप्त करना उचित है। यह वसा हमें कई भोज्य पदार्थों से मिलती है। जंतुओं से प्राप्त होने वाले भोज्य पदार्थ जैसे घी, मक्खन, चीज़, गोश्त, सॉसेज, सुअर की चर्बी, अंडा, मुर्गा, मछली और मांस, वनस्पतियों जैसे सरसों, मूँगफली, करडी, सूरजमुखी, जैतून, सोयाबीन और मकई से बने खाद्य तेल, और मेवे की गिरियाँ वसा के अच्छे स्रोत हैं। कुछ वसा हमें अन्न से भी प्राप्त होती है। चावल और गेहूँ में तीन-तीन प्रतिशत और बाजरे में साढ़े छह प्रतिशत वसा पाई जाती है।

कार्बोहाइड्रेट

भोजन का सबसे बड़ा अंश कार्बोहाइड्रेट हैं। इनसे शरीर के सभी अंगों को काम करने की शक्ति मिलती है। मस्तिष्क सोचता-विचारता है, दिल की धड़कनें जिंदा रहती हैं, पेशियाँ मुस्तैदी से भाग-दौड़ कर पाती हैं।

कार्बोहाइड्रेट मूलतः शुगर से बने होते हैं। विविध प्रकार की शुगर–जैसे ग्लूकोज़, फ्रक्टोज़, सुक्रोज़, माल्टोस और लैक्टोस; शुगर ऐल्कोहॉल–जैसे सॉर्बिटॉल, ज़ाइलीटॉल और मैनीटॉल; तथा स्टार्च–जैसे एमिलोस और एमिलोपेक्टिन, कार्बोहाइड्रेट के ही विविध रूप हैं। फलों में फ्रक्टोज़, दूध और दुग्ध उत्पादों में लैक्टोस, चीनी, शहद, मिठाई, गोलियाँ, टॉफी, चॉकलेट, जैम, केक-पेस्ट्री में सुक्रोज़ और ग्लूकोज़ सभी शुगर रूपी कार्बोहाइड्रेट हैं। इनकी तुलना में स्टार्च में पाए जानेवाले कार्बोहाइड्रेट संयुक्त किस्म

के होते हैं। इनके प्रमुख स्रोत अनाज, चावल, दालें तथा आलू और शक्करकंदी जैसे कंद-मूल हैं। सेलूलोज भी एक प्रकार का कार्बोहाइड्रेट है। यह वनस्पतियों में पाया जाता है, पर मनुष्य इसे पचा नहीं पाता।

आहार में 50-60 प्रतिशत कैलोरी कार्बोहाइड्रेट से प्राप्त करना स्वास्थ्यप्रद है। ये कैलोरी प्राकृतिक वनस्पतियों जैसे हरी सब्जियों, फलों और दूध से जितनी अधिक मात्रा में प्राप्त की जाएँ उतना ही स्वास्थ्यवर्धक है। इन भोज्य पदार्थों में न सिर्फ कैलोरी बल्कि विटामिन, खनिज, प्राकृतिक रेशा और दूसरे अनिवार्य पोषक तत्व भी समुचित मात्रा में मिलते हैं।

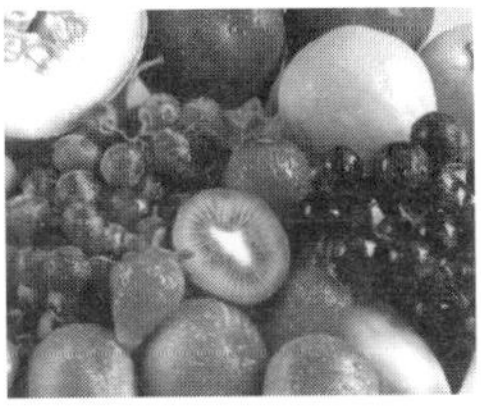

विटामिन और खनिज

विटामिन और खनिज अनिवार्य पोषक तत्त्व हैं। शरीर इनकी प्रायः अपने से रचना नहीं कर सकता, लेकिन शरीर में इनका समुचित मात्रा में उपलब्ध होना स्वस्थ और निरोगी बने रहने के लिए जरूरी है। विटामिनों और खनिजों से हमें ऊर्जा तो नहीं मिलती, पर शरीर के बहुत से क्रिया-कलाप इनकी मदद से ही संपूर्ण हो पाते हैं। विटामिनों की जरूरत बहुत सूक्ष्म मात्रा में होती है। खनिजों से शरीर के कुल भार का चार प्रतिशत अंश निर्मित होता है। शरीर को कई प्रकार के विटामिनों और खनिजों की आवश्यकता होती है। इनके अलग-अलग स्रोत हैं, और अलग-अलग उपयोगिताएँ। इनकी कमी होने पर अलग-अलग प्रकार की ही समस्याएँ भी उठ खड़ी होती हैं। इस संबंध में हम दूसरे अध्याय में विस्तार से छानबीन करेंगे।

जल

शरीर का दो-तिहाई भाग जल से बना हुआ है। शरीर की सभी द्रव रचनाओं जैसे रक्त, लसीका, प्रमस्तिष्क-मेरु तरल और जोड़ों के स्नेह तरल का अधिकांश भाग जल से ही निर्मित होता है। शरीर की ताप-नियंत्रण प्रणाली इसके बिना काम नहीं कर सकती। जल में घुलकर ही अनावश्यक जैवरासायनिक पदार्थ शरीर से छूटकर मूत्र, विष्ठा और पसीने के रूप में निष्कासित होते हैं। शरीर के लिए जल का प्रमुख स्रोत पेय जल है, लेकिन दूसरे द्रव और भोज्य पदार्थों में भी जल बड़ी मात्रा में विद्यमान रहता है। स्वस्थ रहने के लिए शरीर में जल की मात्रा पर्याप्त बनी रहना अनिवार्य है।

क्या खाएँ, कितना खाएँ

रोज क्या खाया जाए, कितना खाया जाए, यह महत्वपूर्ण निर्णय दो प्रकार से किया जा सकता है। पहला यह कि अपने वजन और दिनचर्या को देखते हुए दिन की कुल कैलोरी जोड़ें और किसी डाइटिशियन की मदद से उतनी कैलोरी की स्वस्थ संतुलित आहार-सारिणी (डाइट चार्ट) बनवा लें।

वजन का सवाल

एक दिन में कुल कितनी कैलोरी लेना ठीक होगा, यह जोड़ने के लिए सबसे पहले अपनी लंबाई और वजन मालूम करें और उनका मिलान यहाँ दी गई वजन तालिका से करें :

भारतीय पुरुषों और स्त्रियों के लिए स्वस्थ वजन

लंबाई (मीटर में)	लंबाई (फुट और इंच में)	पुरुषों का सही वजन (किलोग्राम में)	स्त्रियों का सही वजन (किलोग्राम में)
1.50	4'11"	52-56	49-53
1.52	5'0"	54-58	51-54
1.54	5'1"	55-59	52-55
1.57	5'2"	56-60	53-57
1.60	5'3"	58-62	54-59
1.62	5'4"	59-64	56-60
1.65	5'5"	61-65	58-61
1.67	5'6"	62-67	59-64
1.70	5'7"	64-69	61-65
1.72	5'8"	66-71	62-67
1.75	5'9"	68-73	64-68
1.77	5'10"	69-74	66-70
1.80	5'11"	71-76	67-72
1.82	6'0"	73-78	69-74
1.85	6'1"	75-81	
1.87	6'2"	78-83	

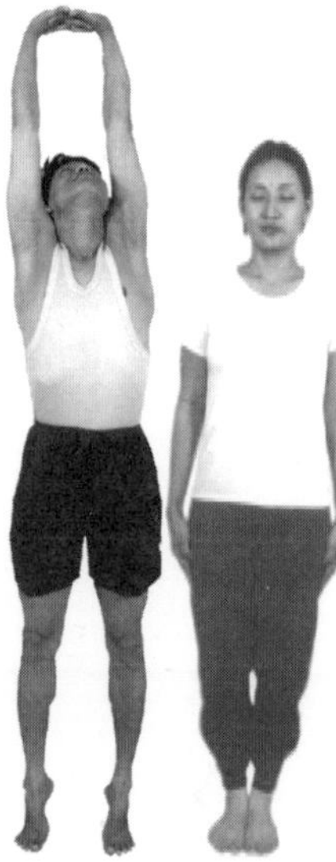

दिनचर्या और कैलोरी

अब यह देखें कि आपकी दिनचर्या किस प्रकार की है। क्या आप अपना अधिकांश समय बैठे-बैठे बिताते हैं? या थोड़ी-बहुत शारीरिक मेहनत भी करते हैं? स्पष्ट है कि कैलोरी गणित में यह तथ्य महत्वपूर्ण है, इसे देखते हुए ही कुल कैलोरी गिनी जाती हैं। अपना *कैलोरी फैक्टर* पता लगाने के लिए नीचे दी गई तालिका का प्रयोग करें :

शारीरिक वजन और काम की प्रकृति के अनुसार

(प्रति किलोग्राम वजन से कितनी कैलोरी)

आपका वजन	अधिकांश समय बैठे रहनेवाले के लिए	थोड़ी-बहुत शारीरिक मेहनत करनेवाले के लिए
सामान्य से अधिक है	25	30
बिल्कुल ठीक है	30	35
कम है	35	40

सही अंक चुनकर उसे अपने वजन से गुणा कर लें। जैसे, यदि आपका वजन 60 किलोग्राम है और यह लंबाई के अनुसार स्वस्थ सीमा में है, और अपना अधिकांश समय आप बैठे-बैठे बिताते

हैं तो एक दिन की कुल कैलोरी निकालने के लिए 60 को 30 से गुणा कर दें। मायने, 60×30= 1800 कैलोरी। अब 1800 कैलोरी की कोई भी संतुलित आहार तालिका चुन लें।

दूसरा विकल्प : चलें भोजन पिरामिड के अनुसार

दूसरी विधि और भी सरल है। यहाँ दिए गए भोजन पिरामिड के अनुसार चलें। या सबसे अच्छा होगा कि अपनी दैनिक कैलोरी जोड़ लें और यहाँ दिए गए फार्मूले के हिसाब से यह जान लें कि कौन-से भोजन किस मात्रा में लेना ठीक होगा।

तले हुए पकवान, घी-मक्खन और मीठा **कम से कम मात्रा में लें**

टोन्ड दूध, दही और पनीर **दिन में 2-3 परोसे**

दालें, और यदि मांसाहार करते हैं तो अंडा, मांस, मुर्गा और मछली भी **दिन में 2-3 परोसे**

शाक-सब्जियाँ **दिन में 3-5 परोसे**

फल **दिन में 2-4 परोसे**

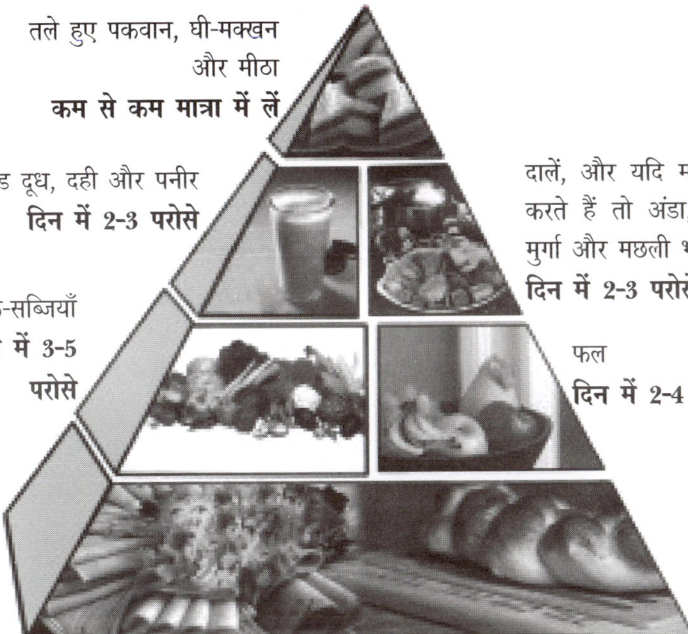

अन्न (रोटी, चावल, दलिया, डबलरोटी) **दिन में 6-11 परोसे**

कैलोरी के अनुसार कौन-सा आहार किस मात्रा में लें

यह तो हुई मोटा-मोटी बात! यदि कैलोरी के हिसाब से चलना चाहें, तब भी भोजन पिरामिड के अनुसार आहार की रूपरेखा तय करना आसान है :

आहार	1600 कैलोरी	2200 कैलोरी	2800 कैलोरी
अन्न (रोटी, चावल आदि)	6 परोसे	9 परोसे	11 परोसे
शाक-सब्जियाँ	3 परोसे	4 परोसे	5 परोसे
फल	2 बार	3 बार	4 बार
दूध, दही, पनीर	2-3 बार	2-3 बार	2-3 बार
दालें, अंडा, गोश्त आदि	2 परोसे	2-3 परोसे	3 परोसे
मीठा, तेल, घी-मक्खन	कम से कम	कम से कम	कम से कम

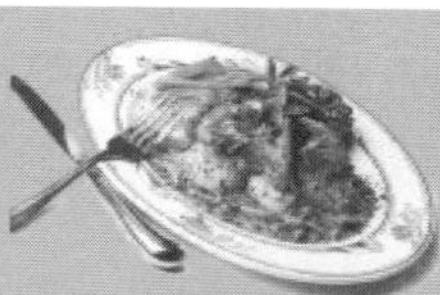

एक परोसे के मायने

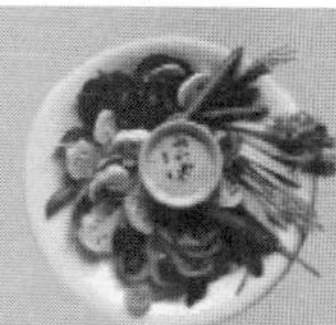

अन्न (रोटी, चावल, दलिया, डबलरोटी)

गेहूँ की एक छोटी रोटी
आधा कप उबला हुआ चावल
एक स्लाइस ब्राउन ब्रेड
एक सादा डोसा
तीन-चौथाई कप दलिया
बाजरे की आधी रोटी
कूटू की छोटी रोटी
एक कुल्चा
25 ग्राम नूडल्स

दालें, अंडा, गोश्त, मुर्गा और मछली

आधा कटोरी दाल
एक अंडा
45 ग्राम गोश्त
85 ग्राम चिकन
100 ग्राम मछली

शाक-सब्जियाँ

आधा कटोरी पकी हुई सब्जी
एक कटोरी कच्ची सब्जियाँ

दूध, दही और पनीर

एक कप टोन्ड दूध
एक कटोरी दही
45 ग्राम पनीर

फल

एक सेब
एक अमरूद
एक नाशपाती
एक केला
दो संतरे या मौसम्मी
12 अंगूर

विभिन्न आहार और उनके पोषक गुण

आहार पिरामिड की रचना इस सोच के साथ की गई है कि शरीर अनिवार्य पोषक तत्त्व प्राप्त कर सके। उपयोगिता की दृष्टि से सभी आहार तीन श्रेणियों में बाँटे जा सकते हैं :

	स्रोत	**उनमें पाए जानेवाले अन्य पोषक तत्त्व**
ऊर्जा देनेवाले	**कार्बोहाइड्रेट और वसा**	
आहार	अन्न	प्रोटीन, रेशा, विटामिन *बी* और खनिज,
	वनस्पति तेल, घी, मक्खन	विटामिन *ए*, विटामिन *डी*, विटामिन *ई* और विटामिन *के*; अनिवार्य वसीय अम्ल
	मेवे	प्रोटीन, विटामिन और खनिज
	चीनी	शून्य

शरीर का निर्माण करनेवाले आहार	**प्रोटीन**	
	दालें, अन्न, मूँगफली, बादाम, तिल के बीज	वसा, रेशा और विटामिन *बी*
	दूध और दुग्ध उत्पाद	केल्सियम, विटामिन *ए*, राइबोफ्लेवीन, विटामिन *बी*$_{12}$
	गोश्त, मछली, मुर्गा	वसा, विटामिन *बी*, लौह तत्व
सुरक्षा देनेवाले आहार	**विटामिन और खनिज**	
	हरी पत्तेदार सब्जियाँ	ऐंटिऑक्सीडेंट गुण, रेशा, केरोटीन
	शाक-सब्जियाँ और फल	शुगर, रेशा, ऐंटिऑक्सीडेंट गुण
	दूध और दुग्ध उत्पाद	प्रोटीन, वसा
	अंडा, मछली, गोश्त	प्रोटीन, वसा

छोटी-छोटी बातें

पोषण-विज्ञानियों ने विविध भोज्य पदार्थों के गुणों और अवगुणों के विषय में भी खोजबीन की है। उनके अनुसंधान से यह पुष्ट हो गया है कि स्वस्थ और निरोगी बने रहने के लिए जीवन में कुछ मूल-मंत्र गूँथ लेने आवश्यक हैं :

- सभी प्रकार के स्वस्थ भोज्य पदार्थों का आनंद लें। इससे सभी प्रकार के पौष्टिक तत्त्वों की पूर्ति हो सकेगी।
- शाक-सब्जियाँ, फल और अन्न ग्रहण करना स्वास्थ्यकारी है। उनके सेवन पर जोर रखें। ऐसे आहार कम से कम लें जिनके पौष्टिक गुण उन्हें प्रोसेस करने के चक्कर में नष्ट हो गए हों।
- ऐसे भोज्य पदार्थ कम से कम लें जिनमें वसा की मात्रा और कोलेस्टेरॉल अधिक हो।
- मिठाई और चीनी सीमित मात्रा में लें। उन्हें लेने से सीधे डायबिटीज नहीं होती, किंतु उनसे स्वास्थ्य-हानि निश्चित ही होती है – एक तो उनमें खूब कैलोरी होती हैं, दूसरा विटामिन और खनिज बिल्कुल नहीं होते। उन्हें लेने से वजन भी बढ़ता है।
- भोजन में अधिक नमक भी मत लें। अधिक नमक लेने से शरीर का द्रव संतुलन बिगड़ जाता है और रक्तचाप बढ़ने का खतरा रहता है।
- मदिरा सीमित मात्रा में ही लें। यह सीमा 30-60 मिलीलीटर के आगे नहीं जानी चाहिए। मदिरा की अति से स्वास्थ्य अनेक प्रकार से बिगड़ सकता है।
- उतना ही भोजन ग्रहण करें जितना जरूरी है। यह सावधानी बरतने पर ही आप अपना वजन स्वस्थ सीमा में रख सकेंगे।

विटामिन और खनिज

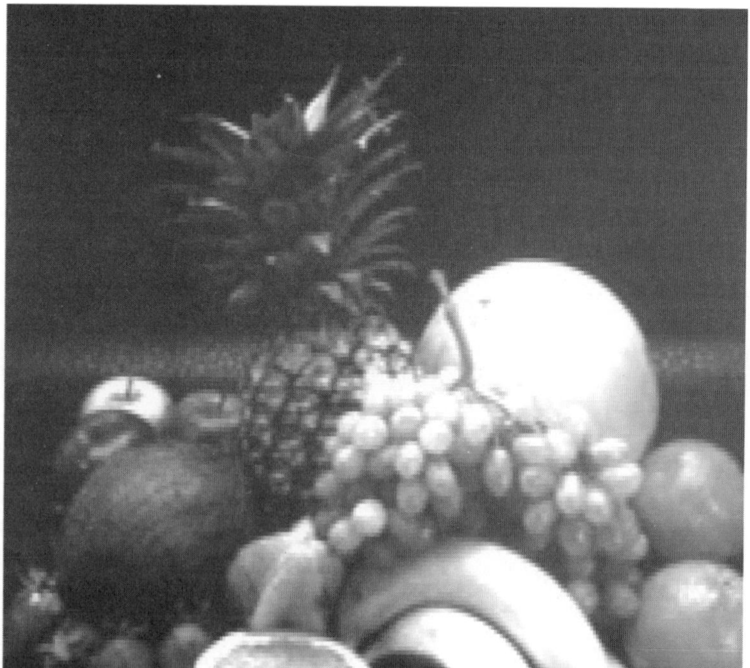

शरीर और मन स्वस्थ-स्फूर्त बनाए रखने के लिए हमें हर दिन कुछ लघु पोषक तत्वों की जरूरत पड़ती है। ये विटामिन और खनिज शरीर में कई प्रकार के दायित्वों का निर्वाह करते हैं। यूँ तो स्वस्थ संतुलित आहार लेने मात्र से ही यह जरूरत पूरी हो जाती है, पर विभिन्न विटामिनों और खनिजों के बारे में जानना, उन्हें कैसे प्राप्त किया जा सकता है यह ज्ञान होना, उनकी शरीर में क्या-क्या उपयोगिताएँ हैं, कमी होने पर क्या-क्या समस्याएँ खड़ी हो जाती हैं यह जानकारी रखना हर किसी के लिए उपयोगी है।

धरती के गर्भ से उगे अन्न को जब हम मुँह में डालते हैं
तो शायद इसी में धरती से हमारा सबसे सीधा
और निकट संबंध बनता है।

फ्रांसेस मॉर लापे
डाइट फॉर अ स्मॉल प्लेनेट

यह मानव शरीर सचमुच अद्भुत है। इसके भीतर झाँक कर देखें तो यह किसी बड़े कारखाने से कम नहीं। हर पल हर साँस के साथ इसमें न जाने कितनी ही जटिल जैविक क्रियाएँ जन्म लेती हैं और पूरी होती हैं। इन क्रियाओं के नियंत्रण और नियमन के लिए शरीर को अनेक अनिवार्य पोषक तत्वों की भी जरूरत पड़ती है। इसमें विटामिन और खनिज एक बड़ा दायित्व पूरा करते हैं। इनके उपस्थित होने पर ही जीवनयात्रा शुभ और स्वस्थ बनी रह पाती है।

विटामिन

विटामिन ऐसे विशिष्ट जैविक पदार्थ हैं जिनकी हमें बहुत सूक्ष्म मात्रा में जरूरत होती है। इन्हें हम प्रायः अपने भोजन से ही प्राप्त करते हैं, हमारा शरीर (मात्र नियासिन और विटामिन *डी* को छोड़) इनकी रचना नहीं कर पाता। विटामिनों की भी कई किस्में हैं। कुछ ऐसे जो वसा में घुलनशील हैं और कुछ ऐसे जो जल में घुल जाते हैं। इसी रासायनिक गुण के आधार पर विटामिनों को दो वर्गों में बाँटा गया है—वसाविलेय विटामिन तथा जलविलेय विटामिन। पहले वर्ग में चार विटामिन हैं : विटामिन *ए*, विटामिन *डी*, विटामिन *ई* और विटामिन *के*। जलविलेय विटामिन भी कई प्रकार के हैं, कुछ विटामिन *बी* कॉम्पलैक्स समूह के सदस्य हैं, और एक विटामिन *सी* है। प्रत्येक विटामिन का शरीर के सामान्य विकास और कामकाज में विशेष महत्व है। इनकी जरा सी कमी भी शरीर पर भारी पड़ती है और हमारा स्वास्थ्य बिगड़ जाता है। स्वस्थ संतुलित आहार ही इस कमी से बचे रहने का सबसे अच्छा साधन है।

विटामिन	स्रोत	शरीर में उपयोगिता	विकार
वसाविलेय विटामिन			
विटामिन *ए*	समुद्री मछलियों शार्क, कॉड, हेलीबुट और स्वोर्डफिश के यकृत; दूध, मक्खन, घी और अंडे	रोडॉप्सिन (रंजक पदार्थ) की रचना, जिसकी मदद से ही हम कम रोशनी में देख पाते हैं	कमी होने पर— रतौंधी; दृष्टिहीनता त्वचा का रूखापन

विटामिन	स्रोत	शरीर में उपयोगिता	विकार
विटामिन *ए* (वनस्पतियों से कैरोटीन के रूप में)	हरी पत्तेदार सब्जियाँ जैसे बथुआ, पालक, चौलाई और मूली के पत्ते; कुछ फल जैसे पपीते, आम और बेर; पीली सब्जियाँ जैसे सीताफल; गाजर और धनिया; वनस्पति तेल	आँतों, श्वसन तंत्र, मूत्र प्रणाली, त्वचा और आँखों की सतह की तंदुरुस्ती; रोगबचाव क्षमता के विकास और बाल्यपन में हड्डियों के स्वस्थ विकास के लिए अनिवार्य	अति होने पर– यह स्थिति आवश्यकता से अधिक विटामिन *ए* की गोलियाँ और कैप्सूल लेने से उपजती है। सिरदर्द, उबकाई और यकृत पर बुरा असर पड़ने के कारण पीलिया हो जाता है।
विटामिन *डी*	समुद्री मछलियों जैसे शार्क, कॉड, हेलीबुट और स्वोर्ड फिश के यकृत; दूध, मक्खन, घी और अंडे; धूप से मिलने वाली पराबैंगनी किरणों के प्रभाव से त्वचा में संश्लेषण	आँत में भोजन से कैल्सियम जज्ब करने और हड्डियों के स्वस्थ निर्माण के लिए अनिवार्य	कमी होने पर– बच्चों में सूखा रोग बड़ों में अस्थिमृदुता अति होने पर– रक्त में कैल्सियम की अतिवृद्धि, गुर्दे की पथरी
विटामिन *ई*	वनस्पति तेल सूरजमुखी के बीज हरी पत्तेदार सब्जियाँ	वसीय अम्लों और कोशिकीय कला के ऑक्सीकरण पर रोक	कमी होने पर– खून की कमी अति होने पर– श्वेत रक्त कणिकाओं की रोगबचाव क्षमता का ह्रास
विटामिन *के*	हरी पत्तेदार सब्जियाँ आलू और आड़ू	यकृत में प्रोथोम्बीन की उत्पत्ति (प्रोथोम्बीन खून जमने की क्रिया में अनिवार्य तत्त्व है)	कमी होने पर– खून ठीक से जम नहीं पाता और रक्तस्राव होता रह सकता है अति होने पर–पीलिया

विटामिन	स्रोत	शरीर में उपयोगिता	विकार
जलविलेय विटामिन			
विटामिन *बी*$_1$ (थायामिन)	गेहूँ के अंकुर, चावल की ऊपरी सतह, खमीर, दालें, बादाम, मूँगफली, सूअर का गोश्त, और जंतु अंग	शरीर में कार्बोहाइड्रेट पाचन से जुड़ी क्रियाओं में सह-एन्जाइम शरीर में हो रही उपचय और अपचय क्रियाओं के लिए अनिवार्य सह-तत्त्व	कमी होने पर– बेरी-बेरी रोग जिसमें पेशियों में दर्द होता है, पेशियाँ और तंत्रिकाएँ कमजोर हो जाती हैं, हृदय भी कमजोर हो जाता है और शरीर पर सूजन आ जाती है।
विटामिन *बी*$_2$ (राइबोफ्लेविन)	दूध, मक्खन, घी और अंडे, गेहूँ, चावल, अंकुरित दालें, यकृत	शरीर में हो रही उपचय क्रियाओं के लिए अनिवार्य सह-तत्त्व	कमी होने पर– होठों के कोने कट जाते हैं, जीभ लाल हो जाती है, छाले हो जाते हैं, स्वच्छ मंडल (कॉर्निया) में नई रक्त-वाहिकाएँ फूट आती हैं।
नियासिन	यकृत, मुर्गा, गोश्त, मछली, दालें, मूँगफली, खमीर ऐमिनो एसिड ट्रिप्टोफैन के रूप में गोश्त, मछली, मुर्गे, चीज़ और दालों से	शरीर में हो रही उपचय और अपचय क्रियाओं के लिए अनिवार्य सह-एन्जाइम	कमी होने पर– पेलग्रा रोग जिसमें त्वचा लाल हो जाती है, उस पर छाले पड़ जाते हैं, आंत्रशोथ होने से अतिसार होता है, तंत्रिकाओं में शोथ हो जाती है तथा मनोभ्रंश की स्थिति उत्पन्न हो जाती है।
पेंटोथेनिक एसिड	दूध, मक्खन, घी और अंडे, यकृत अन्न और दालें	शरीर में हो रही उपचय और अपचय क्रियाओं के लिए अनिवार्य सहएन्जाइम	कमी होने पर– थकान

विटामिन	स्रोत	शरीर में उपयोगिता	विकार
विटामिन *बी*$_6$ (पिरीडॉक्सिन)	साबूत अन्न, अंकुरित दालें, सब्जियाँ, गोश्त	ऐमिनो एसिड के उपचय और अपचय में अनिवार्य सह-एन्जाइम	कमी होने पर– परिधीय तंत्रिकाओं की शोथ जिससे हाथ-पैर सुन्न हो जाते हैं, सूइयाँ सी चुभती हैं, चींटियाँ रेंगती मालूम देती हैं।
फोलिक एसिड	अन्न और दालें, हरी पत्तेदार सब्जियाँ	न्यूक्लिक एसिड का उपचय और अपचय	कमी होने पर– जुबान कट जाती है, अतिसार होता है, खून की कमी हो जाती है।
विटामिन *बी*$_{12}$ (सायानोकोबेलामिन)	गोश्त, दूध, मक्खन, घी और अंडे	न्यूक्लिक एसिड का उपचय और अपचय	कमी होने पर– भूख नहीं लगती, खून की कमी (परनिशियस एनिमिया) हो जाती है, परिधीय तंत्रिकाओं में शोथ होने से हाथ-पैर सुन्न हो जाते हैं, सूइयाँ सी चुभती हैं, चींटियाँ चलती मालूम देती हैं।
विटामिन *सी* (एस्कार्बिक एसिड)	आंवला, नींबू, संतरा, मौसमी, अमरूद और पपीता; ताजी तरकारियों विशेषकर चुकंदर, पत्तागोभी, बथुआ और टमाटर	शरीर की कोशिकाओं को आपस में बाँधनेवाले कोलेजन का संश्लेषण; धमनियों, शिराओं और लसीका-वाहिकाओं के मूल ढाँचे का रख-रखाव	कमी होने पर– स्कर्वी रोग जिसमें मसूड़े सूज जाते हैं, दाँत ढीले पड़ जाते हैं, त्वचा के ठीक नीचे और जोड़ों में रक्त-वाहिकाओं से रक्तस्राव हो सकता है अति होने पर– मूत्र में आक्सेलिक एसिड बढ़ जाता है

खनिज

मानव शरीर के वजन का चार प्रतिशत भाग खनिजों से बना होता है। हड्डियों और दाँतों को मजबूती देनेवाले कैल्सियम, हीमोग्लोबीन को बनाने वाले लौह और गलग्रंथि में थायराइड हार्मोन की रचना के लिए सिद्ध आयोडिन के बारे में भला किसने नहीं सुना होगा! मानव शरीर में कुल मिलाकर एक दर्जन से भी अधिक खनिजों की नियमित रूप से जरूरत होती है। कुछ शरीर के विभिन्न अंगों की रचना में भाग लेते हैं, कुछ अनेक जैविक क्रियाएँ संपूर्ण करते हैं। तभी उनकी कुल मात्रा जरा भी इधर-उधर होने से शरीर का पूरा संतुलन ही गड्डमड्ड होने लगता है।

खनिज	स्रोत	शरीर में उपयोगिता	विकार
प्रमुख तत्त्व			
कैल्सियम	दूध, दही, पनीर, मक्खन; अंडे और मछली; शरीफा और खूबानी; किशमिश और खजूर; शलजम और हरी सरसों; पेय जल; रागी (दक्षिण भारतीय अन्न)	हड्डियों और दाँतों की रचना; खून जमने की क्रिया में अनिवार्य तत्त्व; पेशियों की अंकुचन क्रिया, हृदय की धड़कन और तंत्रिकाओं में संदेशों की आवाजाही को सुकर करता है	कमी होने पर– अस्थिभंगुरता, उच्च रक्तचाप की उपज अति होने पर– रक्त में कैल्सियम की अतिवृद्धि, मस्तिष्क और वृक्क की दुष्क्रियता
क्लोरीन	ऐसी चीजें जिनमें नमक होता है और ताजा सब्जियाँ और फल	शरीर के भीतर अम्ल-क्षारक संतुलन और द्रव संतुलन को सामान्य बनाए रखना	अचानक कमी उत्पन्न होने पर शरीर का अम्ल-क्षारक संतुलन और द्रव संतुलन गड्डमड्ड हो जाता है
मैगनीसियम	हरी पत्तेदार सब्जियाँ, अनाज	अनेक शारीरिक क्रियाओं में उत्प्रेरक	कमी होने पर– शारीरिक वृद्धि में अड़चन, कमजोरी, चक्कर, कंपन, ऐंठन, मिर्गी जैसे दौरे अति होने पर–अतिसार
फॉस्फोरस	दूध, दही, पनीर, मछली, मुर्गा, गोश्त,	हड्डियों और दाँतों का निर्माण शरीर के भीतर	कमी होने पर– कमजोरी, अस्थिभंगुरता,

खनिज	स्रोत	शरीर में उपयोगिता	विकार
...फॉस्फोरस	अनाज	अम्ल-क्षारक संतुलन को सामान्य बनाए रखने में सहयोग	रक्त-कणिकाओं का समय पूर्व विनाश, भक्षक कोशिकाओं की दुर्बलता
पोटेसियम	केला, मौसमी, तरबूज; हरी पत्तेदार सब्जियाँ; दूध, गोश्त	शारीरिक द्रव्यों और ऊतकों के भीतर अम्ल-क्षारक संतुलन और द्रव संतुलन को सामान्य बनाए रखना, तंत्रिकाओं की सामान्य सक्रियता का निर्वाह	कमी होने पर–कमजोरी, पेशियों में ऐंठन, गफलत, भूख मरना, हृदय-लय का असंतुलन अति होने पर–पेशियों का दौर्बल्य, हृदय की लय का टूटना, मृत्यु
सोडियम	नमक	शरीर के भीतर अम्ल-क्षारक संतुलन और द्रव संतुलन को सामान्य बनाए रखना	कमी होने पर–कमजोरी, पेशियों में ऐंठन, भूख न लगना, भावहीनता अति होने पर–रक्तचाप में वृद्धि, जलशोफ, दिल फेल होना
लेश तत्त्व			
क्रोमियम	दालें, अनाज, दलिया, वनस्पति तेल, गोश्त	ग्लूकोज़ उपचय और अपचय	रक्त ग्लूकोज में असामान्य वृद्धि
तांबा	गोश्त, पेय जल	लाल रक्त कणिकाओं का निर्माण	कमी होने पर–खून की कमी अति होने पर–यकृत, नेत्र और मस्तिष्क में तांबे का जमाव, उल्टी

खनिज	स्रोत	शरीर में उपयोगिता	विकार
फ्लोरीन	पेय जल, चाय, समुद्री मछलियाँ	हड्डियों और दाँतों के स्वास्थ्य की सुरक्षा	कमी होने पर– दाँतों का क्षय अति होने पर– दाँतों पर दाग, हड्डियों में जमाव
आयोडीन	आयोडीनयुक्त नमक; समुद्री मछलियाँ; जल; और वनस्पतियाँ	थायराइड हार्मोन की रचना	कमी होने पर– गलगंड (घेंघा) अति होने पर– गलग्रंथि के कामकाज में व्यवधान
लौह	हरी पत्तेदार सब्जियाँ, दालें और अनाज; जीरा, अजवायन और धनिया; गुड़; गोश्त, अंडा	हीमोग्लोबीन का निर्माण; कुछ एन्जाइमों की रचना में सहभागी	कमी होने पर– खून में हीमोग्लोबीन की कमी, कमजोरी, रोग बचाव क्षमता का ह्रास, सपाट जुबान अति होने पर– यकृत व शरीर के दूसरे अंगों में लौह का जमाव
सेलिनियम	समुद्री भोजन, गोश्त, अनाज	लाल रक्त-कणिकाओं और कुछ दूसरे ऊतकों में पाए जानेवाले एन्जाइम की रचना में सहभागी	कमी होने पर– पेशियों में दर्द, हृदय की पेशियों के दुर्बल होने से हृदय में फैलाव
यशद (ज़िन्क)	समुद्री भोजन, शंखमीन(शेलफिश), गोश्त, गेहूँ, दलिया, चावल, मटर, लोबिया, राजमा	प्रजनन तंत्र, पाचन तंत्र तथा कोशिकाओं में सक्रिय एन्जाइम का अंश	कमी होने पर– शारीरिक वृद्धि और यौन-विकास में अड़चन, जख्म भरने में अधिक समय लगना, त्वचा की छाजन (एक्ज़ीमा जैसे लक्षण) अति होने पर– ज्वर, उबकाई, अतिसार

कितनी सत्य, कितनी असत्य
आहार संबंधी धारणाएँ

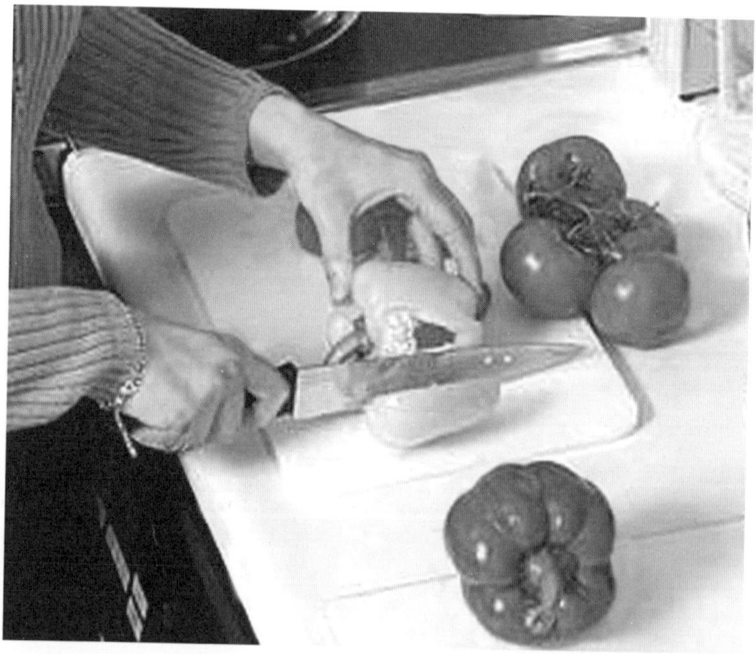

भारतीय समाज में आहार को लेकर अनेक प्रकार की धारणाएँ हैं। उनमें से कुछ सच हैं, कुछ गलत। रसोई में कैसे सब्जी काटें, कैसे दाल-सब्जी धोयें और पकाएँ, फलों को साबूत खाएँ या छीलकर, शुद्ध दूध पीयें या स्प्रेटा दूध, कौन-सा वनस्पति खाद्य तेल प्रयोग करें, कढ़ाई में तेल बार-बार चढ़ाना कितना सुरक्षित है, जामुन और मेथी लेने से ब्लड शुगर पर क्या असर पड़ता है और गर्भवती माँ का आहार क्या है, जैसे दस महत्वपूर्ण सवालों पर यहाँ प्रस्तुत है व्यावहारिक वैज्ञानिक जानकारी, जिसे जीवन में उतार लेने से आप अपना जीवन स्वस्थ और सुकर बना सकते हैं।

भोजन के प्रेम से बड़ा दुनिया में दूसरा कोई प्रेम नहीं।

जॉर्ज बर्नार्ड शॉ
मैन एंड सुपरमैन

रसोई में गुम होते विटामिन और खनिज

रसोई में भोजन बनाते समय क्या विधि अपनाई गई, भोजन के पौष्टिक गुणों पर इसका भी असर पड़ता है। पकाने से पहले चावल अधिक पानी में धोया जाए, तो उसकी थायमिन और निकोटिनिक एसिड मात्रा घट जाती है। इस सामान्य सी क्रिया में 40 प्रतिशत पौष्टिक तत्त्व गुम हो सकते हैं। पकने के बाद चावल के मांड को फेंक देने से भी विटामिन और खनिज नष्ट होते हैं। चावल के पौष्टिक गुण कम न हों, इसके लिए दो साधारण सी सावधानियाँ बरतना सार्थक है : एक, कि चावल धोने के लिए कम से कम पानी का प्रयोग करें; और दो, कि उसे उबालते समय पतीली में उतना ही पानी डालें कि पानी चावल में ही समा जाए।

दालों को जल्दी पकाने के लिए उनमें मीठा सोडा डालना भी ठीक नहीं है। इससे दाल की पौष्टिकता घट जाती है। उसमें उपस्थित विटामिन नष्ट हो जाते हैं। दूध में गुड़ डालकर उसे देर तक उबालना भी दूध के पौष्टिक गुणों में कमी लाता है। इससे दूध में उपस्थित प्रोटीन की उपयोगी मात्रा घट जाती है।

सब्जियाँ बनाते समय भी कुछ सावधानियाँ व्यवहार में लाना जरूरी है। सुविधा के लिए बहुत सी गृहणियाँ बहुत पहले से ही सब्जी काटकर रख देती हैं। इससे उसमें उपस्थित विटामिन-सी का ऑक्सीकरण हो जाता है और यह नष्ट हो जाती है। इस स्थिति से बचने के लिए एक तो सब्जी के छोटे-छोटे टुकड़े काटने की बजाय बड़े-बड़े टुकड़े काटें, दूसरा उसे तभी काटें जब उसे पकाना हो, तीसरा पकाने के लिए उसमें कम से कम पानी डालें, और चौथा, उसे बहुत देर तक न पकाएँ, पकते ही आग से उतार दें।

रसोईघर में अपनाई जानेवाली कुछ विशेष व्यंजन-विधियाँ खाद्य पदार्थों की पौष्टिकता में वृद्धि भी करती हैं। जैसे, किसी दाल को अंकुरित करने से तथा व्यंजन बनाने से पहले खाद्य सामग्री में खमीर उठाने से भोजन में पौष्टिक तत्त्वों और विटामिन की मात्रा बढ़ जाती है। इसी प्रकार पतीली या कढ़ाई में सब्जी-दाल चढ़ाने से पहले इमली, अमचूर और दूसरे अम्लीय पदार्थ डालने से उसके विटामिन नष्ट होने से बच जाते हैं।

खाद्य-सामग्री को पकाने के कई लाभ हैं। इससे भोजन का स्वाद बढ़ता है, उसे पचाना आसान हो जाता है और उसमें रोगकारक जीवाणु हों तो वे नष्ट हो जाते हैं। कुछ भोज्य पदार्थों में प्राकृतिक रूप से कुछ ऐसे तत्त्व उपस्थित होते हैं जो उनकी पौष्टिकता के आड़े आते हैं। पकाने से ये तत्त्व नष्ट हो जाते हैं जिससे भोजन की पौष्टिकता बढ़ जाती है। इसके अनेक उदाहरण हैं। सोयाबीन में मौजूद ट्रिप्सिन इन्हीबिटर दाल में उपस्थित प्रोटीन के जज्ब होने में रुकावट डालता है, लेकिन सोयाबीन को पकाने से यह नष्ट हो जाता है जिससे प्रोटीन आसानी से जज्ब हो जाती है। इसी प्रकार अंडे में बायोटीन को बाँधकर रखनेवाला ऐवेडिन उबालने से नष्ट हो जाता है और अंडे की पौष्टिकता बढ़ जाती है।

फलों के छिलके और उनके पौष्टिक गुण

सेब, अमरूद, नाशपाती जैसे फलों के छिलके खाने चाहिए या नहीं, इस पर भी मिश्रित धारणाएँ हैं। कुछ लोग नफासत के चक्कर में छिलका उतारना पसंद करते हैं, तो कुछ

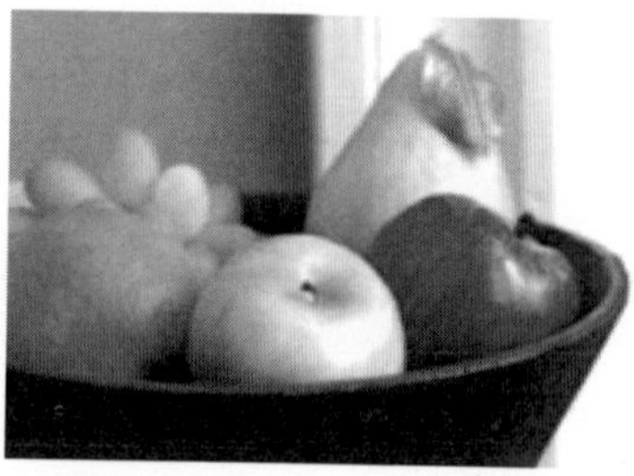

यह कहते नहीं थकते कि छिलका उतारने से फलों की पौष्टिकता नष्ट हो जाती है। सच यह है कि छिलका न उतारना ही बेहतर है। छिलके में उपस्थित सेलूलोस से भले ही हमें कोई विटामिन या खनिज नहीं मिलता, लेकिन यह हमारी पाचन-प्रणाली और शारीरिक स्वास्थ्य पर अनुकूल प्रभाव अवश्य दिखाता है। आँतों में सेलूलोस पानी जज्ब कर लेता है, जिससे कब्ज नहीं होने पाती। दूसरा, यह प्राकृतिक रेशा कोलेस्टेरॉल और रक्त ग्लूकोज़ को भी संयत बनाए रखने में सहायक सिद्ध होता है।

शुद्ध दूध और स्प्रेटा दूध

यह सोच आम है कि शुद्ध दूध स्प्रेटा दूध से अधिक स्वास्थ्यवर्धक होता है। इसमें ताकत अधिक होती है और यह स्वास्थ्य के लिए बेहतर होता है। सच यह है कि स्प्रेटा दूध में प्रोटीन और कैल्सियम की मात्रा शुद्ध दूध से जरा भी उन्नीस नहीं होती; हाँ, बड़ा फर्क यह है कि शुद्ध दूध में मलाई होती है जो स्प्रेटा दूध में नहीं होती। अतः स्वास्थ्य की दृष्टि से देखें तो स्प्रेटा दूध ही वयस्क व्यक्तियों के लिए अधिक स्वास्थ्यप्रद है। इसे लेने से शरीर में कोलेस्टेरॉल नहीं बढ़ता और प्रोटीन की पूर्ति भी हो जाती है। विभिन्न जंतुओं के दूध में भी पोषक गुणों में अंतर होता है। विश्लेषण करने पर पाया गया है कि गाय और बकरी के दूध में काफी समानता है, पर भैंस के दूध में वसा,

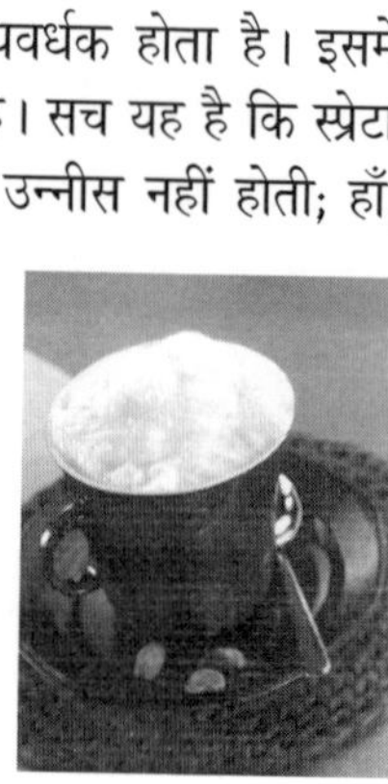

प्रोटीन और लैक्टोस पोषक तत्व अधिक मात्रा में होते हैं। इसीलिए भैंस के दूध में कैलोरी भी अधिक होती हैं।

प्रति 100 ग्राम दूध में पोषक तत्व				
पोषक तत्व	भैंस का दूध	गाय का दूध	बकरी का दूध	माता का दूध
प्रोटीन	4.3 ग्राम	3.2 ग्राम	3.3 ग्राम	1.1 ग्राम
लैक्टोस	5.1 ग्राम	4.4 ग्राम	4.6 ग्राम	7.4 ग्राम
वसा	6.5 ग्राम	4.1 ग्राम	4.5 ग्राम	3.4 ग्राम
कैल्सियम	210 mg	120 mg	170 mg	28 mg
जल	81 ग्राम	87 ग्राम	86.8 ग्राम	88 ग्राम
कैलोरी	117	67	72	65

शुद्ध घी और खाना पकाने के तेल

जिस प्रकार शुद्ध दूध की महिमा का बखान होता है, उसी प्रकार शुद्ध घी भी वनस्पतियों से प्राप्त किए गए खाना पकाने के तेलों से श्रेष्ठ गिना जाता है। पर सच्चाई यह है कि शुद्ध घी और मक्खन में संतृप्त वसा की मात्रा ताड़ और नारियल के तेल को छोड़ सभी वनस्पति खाद्य तेलों से कई गुना अधिक है। यह संतृप्त वसा स्वास्थ्य के लिए हर दृष्टि से हानिकारक है।

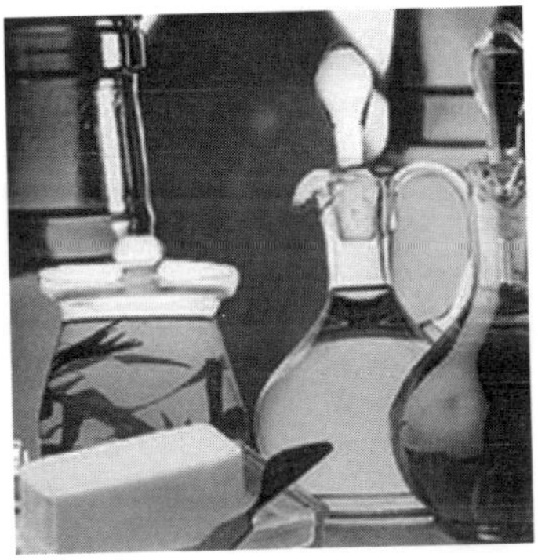

पोषण-विज्ञानियों ने विभिन्न घी और तेलों के रक्त में उपस्थित एल.डी.एल. कोलेस्टेरॉल के स्तर पर पड़ने वाले प्रभाव, धमनियों में चर्बी जमने की क्रिया और रक्त कणों के आपस में चिपककर थक्का बनाने के सूचकांक का अध्ययन भी किया है। इस अध्ययन के अनुसार मक्खन, घी, सूअर की चर्बी, ताड़ और नारियल के तेल का सेवन नुकसानदेह एल.डी.एल. कोलेस्टेरॉल को बढ़ाता है, धमनियों में चर्बी जमने की क्रिया को तेज करता है और थक्का बनने की आशंका को भी बढ़ावा देता है।

खाना पकाने के वसीय उत्पादों में विभिन्न वसीय अम्लों का अनुपात (प्रति 100 ग्राम प्रतिशत मात्रा)			
तेल	एकलअसंतृप्त वसीय अम्ल	बहुअसंतृप्त वसीय अम्ल	संतृप्त वसीय अम्ल
सूरजमुखी (Sunflower)	19	69	12
करडी (Safflower)	14	75	6
सरसों (Mustard)	59	21	12
मूँगफली (Groundnut)	46	32	17
तिल (Sesame)	40	42	14
सोयाबीन (Soyabean)	24	61	14
बिनौले (Cottonseed)	18	52	26
मकई (Corn)	28	59	13
जैतून (Olive)	74	8	14
ताड़ (Palm)	40	10	50
नारियल (Coconut)	6	2	92
मक्खन (Butter)	28	3	69

वर्तमान सोच यह है कि रसोईघर में उन वसीय उत्पादों का समान रूप से प्रयोग किया जाना चाहिए जिनमें एकलअसंतृप्त वसीय अम्ल और बहुअसंतृप्त वसीय अम्ल हों, जबकि संतृप्त वसीय उत्पादों का सीमित मात्रा में ही प्रयोग होना चाहिए।

कढ़ाई में तेल बार-बार चढ़ाना कितना सुरक्षित

हम रसोईघर में अनजाने में ऐसी अनेक गलतियाँ कर बैठते हैं जिनका कि हमारे स्वास्थ्य पर बुरा असर पड़ता है। कोई चीज तलते हैं, उसके बाद कढ़ाई में तेल बच जाता है तो उसे उतारकर दुबारा प्रयोग करने के लिए बचाकर रख लेते हैं। यह किफायत सेहत के लिए ठीक नहीं। वनस्पति तेल को भी कढ़ाई में बार-बार चढ़ाने से उसकी रासायनिक संरचना में बदलाव आ जाता है : हाइड्रोजनीकरण होने से बहुअसंतृप्त वसीय अम्ल तब्दील होकर ट्रांस वसीय अम्लों में बदल जाते हैं जिसका स्वास्थ्य पर प्रतिकूल प्रभाव पड़ता है। ट्रांस वसीय अम्ल एल.डी.एल. कोलेस्टेरॉल को बढ़ाते हैं और धमनियों में चर्बी जमने की क्रिया को बढ़ावा देते हैं।

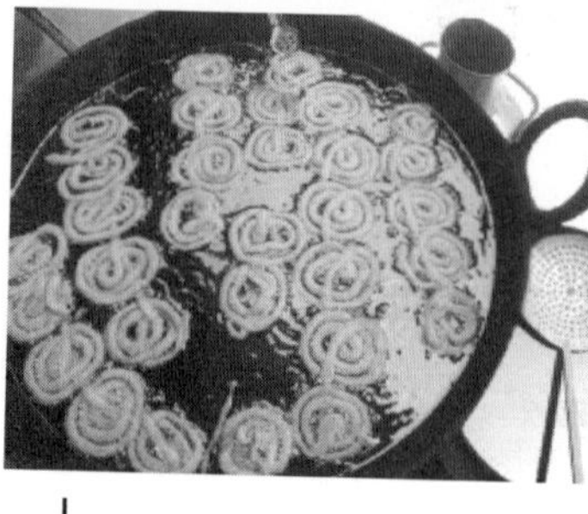

यही संकट वनस्पति तेल में तले हुए पकवानों को बार-बार गरम करने पर भी

होता है। बहुअसंतृप्त वसा का हाइड्रोजनीकरण हो जाता है जिससे यह हानिकारक संतृप्त वसा तथा फ्री रेडिकल में तब्दील हो जाती है। सबसे उत्तम तो यही है कि चीजों को तलने के बजाय उन्हें उबालें, पकाएँ या भून लें।

पेट चलने पर उपवास

पेट चलने पर लोग अक्सर खाने-पीने पर पाबंदी लगा देते हैं। सोच यह होती है कि शरीर कुछ हजम नहीं कर सकेगा और डायरिया बिगड़ जाएगा। लेकिन यह सोच न सिर्फ गलत है, बल्कि खतरनाक भी है। इससे अचानक ही शरीर में जल और लवण की कमी हो जाती है और स्थिति बिगड़ते देर नहीं लगती। इस स्थिति से उबरने के लिए पुनर्जल घोल लेना जरूरी होता है। चावल का मांड, नमकीन छाछ, नारियल का पानी सभी उपयोगी साबित होते हैं। दलिया-खिचड़ी, दही, अंकुरित मूंग, मसली हुई सब्जियाँ लेते रहने से शरीर में जल और लवण की मात्रा समुचित बनी रहती है और डायरिया जल्द नियंत्रण में आ जाता है।

जामुन-मेथी और ब्लड शुगर

जामुन और मेथी में डायबिटीज-रोधक गुण होने की धारणा भी बहुत आम है। अब कुछ बायोकेमिस्ट ने वैज्ञानिक रूप से भी इस मत की पुष्टि कर दी है। उन्होंने जामुन से एक सक्रिय तत्त्व अल्फा ग्लूकोसाइडेस इन्हीबिटर खोजकर जामुन में ब्लड शुगर घटाने की सामर्थ्य होने की बात कही है। पर जामुन का यह लाभ भोजन के बाद बढ़ने वाली ब्लड शुगर को संयत करने में ही उपयोगी है। यानी जामुन खाएँ, पर मात्र उसी पर निर्भर न रहें!

मेथी के डायबिटीज-रोधी गुणों पर भी अनुसंधान हुआ है। उसके बीजों से ट्राइगोनेललीन नामक गुणकारी ऐलकेलॉइड अलग किया गया है जो रक्त ग्लूकोज़ को कम करने में सहायक है। यह ऐलकेलॉइड मेथी की पत्तियों में नहीं पाया जाता।

कृत्रिम स्वीटनिंग ऐजेंट और स्वास्थ्य

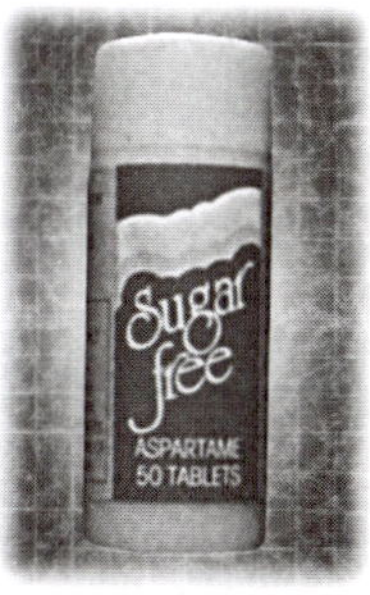

चीनी, गुड़ और शक्कर की जगह आदमी ने ऐसे स्वीटनिंग ऐजेंट भी रच लिए हैं जिनमें चीनी जैसी मिठास तो है पर कैलोरी न के बराबर है। इनमें सैकरीन (स्वीटेक्स) बहुत पुरानी है, और दूसरा एस्परटेम (शुगर-फ्री, इक्वल) है। दोनों के स्वास्थ्य पर पड़नेवाले प्रभाव पर बार-बार सवाल उठाए जाते रहे हैं। सैकरीन के कैंसरकारी होने की बात भी उठाई जाती रही है, लेकिन सच यह है कि यू.एस. फूड एंड ड्रग ऐडमिनिस्ट्रेशन–जो भोज्य पदार्थों और दवाओं की सुरक्षा के प्रति बहुत जागरूक

है—ने भी इसे हरी झंडी दी हुई है। और एस्परटेम के तो कहने ही क्या! यह दो ऐमीनो एसिड एस्पार्टिक एसिड और फिनाइल-एलानीन को मिलाकर निर्मित किया गया है। दोनों ही ऐमिनो एसिड स्वास्थ्य की दृष्टि से बिल्कुल हानिरहित हैं।

गर्भवती माँ का आहार

देश के लगभग सभी प्रांतों में स्त्री के गर्भवती होने पर उसे आटे, सूखे मेवे और शुद्ध घी से बनी उच्च कैलोरीयुक्त कसार या पंजीरी और मेवे के लड्डू खिलाने की रीति है। सोच यह है कि उसे इस समय एक नहीं, दो-दो प्राणियों का भोजन करने की आवश्यकता है। पर सच्चाई यह है कि आज के समय में जबकि शारीरिक मेहनत का काम नहीं रहा है, यह सोच जरा भी संगत नहीं है। गर्भावस्था में अधिक खाने से शरीर पर चर्बी चढ़ जाती है तो यह उतरने का नाम नहीं लेती। बहुत वजन बढ़ने पर गर्भावस्था में विषाक्तता (एक्लैंप्सिया) की आशंका भी बढ़ जाती है।

उचित यही है कि गर्भवती होने पर स्त्री अपने दैनिक आहार में 300 कैलोरी बढ़ा ले। उसके भोजन में प्रोटीन, विटामिन और खनिज पर्याप्त मात्रा में होने जरूरी हैं। इससे गर्भ में बढ़ रहे बच्चे का स्वस्थ विकास हो पाता है। पहली तिमाही से ही आहार में फोलिक एसिड बढ़ा लेने से बच्चे में जन्मजात कमियों की दर में कमी आ जाती है। ताजा फल, हरी पत्तेदार सब्जियाँ, दूध, पनीर, दाल, अंडा, मांस-मछली लेने से सभी अतिरिक्त रूप से जरूरी पोषक तत्वों की पूर्ति हो जाती है।

गर्भावस्था और समुचित पोषण : अतिरिक्त दैनिक आवश्यकता

खाद्य पदार्थ	अतिरिक्त आवश्यक मात्रा	कैलोरी
अन्न	35 ग्राम	118
दाल	15 ग्राम	52
दूध	100 ग्राम	83
शक्कर	10 ग्राम	40
कुल कैलोरी		*293*

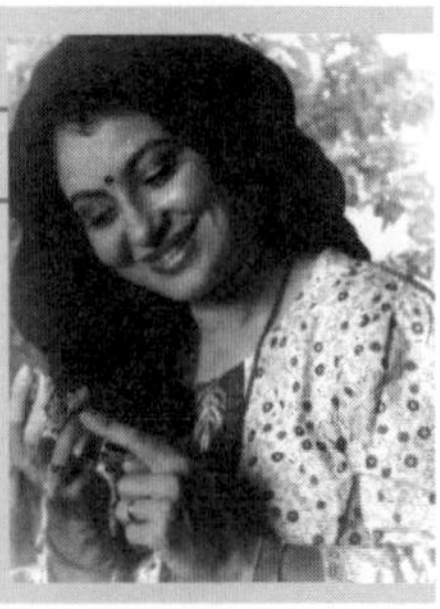

स्तनपान के दिनों में आहार

प्रसव के बाद भी बच्चे के पोषण का दायित्व माँ के ऊपर ही बना रहता है। स्तनपान के पहले छह महीनों में माँ को इसे पूरा करने के लिए हर दिन 550 अतिरिक्त कैलोरी की आवश्यकता होती है। बच्चा जब छह महीने का हो जाता है, तो दूसरी चीजें भी खाने-पीने लगता है और उसकी दूध की जरूरत कम हो जाती है। अतः माँ भी अपनी कैलोरी कम कर सकती है। अगले छः महीनों तक उसे प्रतिदिन 400 अतिरिक्त कैलोरी

की ही जरूरत रह जाती है। यह अतिरिक्त कैलोरी प्राप्त करने के लिए पनीर, दाल और फल लेना सबसे अच्छा है। स्तनपान कराने से माँ को प्यास भी अधिक लगती है। अतः उसे इन महीनों में खूब मात्रा में पानी भी पीना चाहिए।

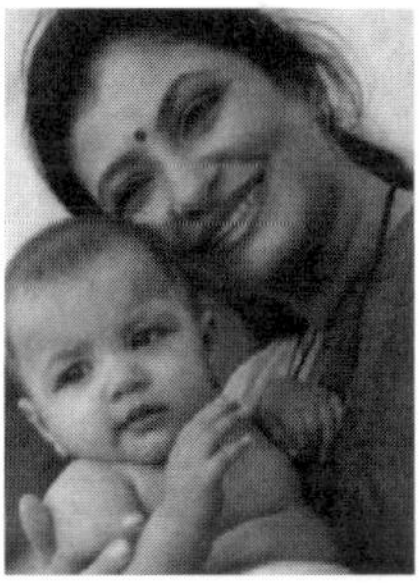

स्वस्थ कोलेस्टेरॉल अस्वस्थ कोलेस्टेरॉल

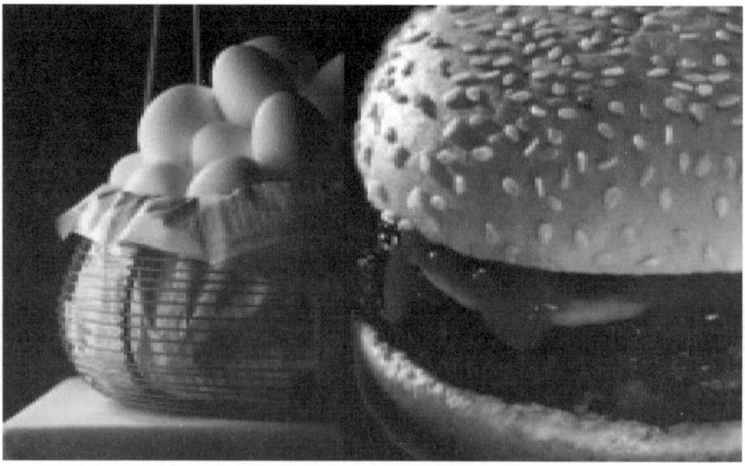

कहते हैं बद से बदनाम बुरा! यही स्थिति कोलेस्टेरॉल के साथ है। उसकी चर्चा उठते ही मन में हृदय रोग की तस्वीर खिंच जाती है, दिल का दौरा स्मरण हो आता है, लगता है कि अब मस्तिष्क की भी खैर नहीं, न जाने कब किस धमनी में खून का दौरा रुक जाए और...इहलोक की यात्रा पूरी हो जाए। यह सच है कि कोलेस्टेरॉल के बढ़ने पर धमनियाँ चर्बी चढ़ने से सिकुड़ने लगती हैं, लेकिन यह भी उतना ही बड़ा सच है कि कोलेस्टेरॉल जीवन के लिए जरूरी भी है। वह शरीर में कई जीवनदायी दायित्व भी पूरे करता है। इसके कई रूप हैं—कुछ अहितकारी, कुछ स्वास्थ्यवर्धक। दोनों स्वस्थ सीमा में रहें, तभी सुख की वीणा के स्वर जीवन में ताजा रखे जा सकते हैं।

पेटूपन एक प्रकार का मानसिक पलायन है, यह लक्षण है कि कोई चीज हमें खाए जा रही है।

पीटर डि व्रीस
कम्फर्ट मी विद एप्पल्स

कोलेस्टेरॉल मोम की तरह का चर्बीनुमा पदार्थ है। यह पानी में नहीं घुलता। शरीर के हर भाग में यह विद्यमान है, बचपन से ही शरीर में बनने लगता है, जीवन से इसका गहरा साथ है, लेकिन कम्बख्त बदनाम इतना है कि जुबान पर इसका नाम आते ही दिल धक् से रह जाता है। लगता है कि धरती से उठने का काउंट-डाउन शुरू हो गया! मगर यह सच है कि कोरोनरी धमनियों में उसकी परतें जम जाएँ, तो दिल पर शिकंजा कसने लगता है। किसी मस्तिष्कीय धमनी पर उसका ताला लग जाए, तो जीवन होते हुए भी कुछ करते नहीं बनता। नतीजा यह कि हर कोई उससे डरता है। पत्र-पत्रिकाएँ कोलेस्टेरॉल से मुक्ति दिलानेवाली आहार-विधियों से भरी रहती हैं, खाद्यनिर्माता उन उत्पादों का गुणगान करते नहीं थकते जिन्हें लेने से कोलेस्टेरॉल कम होता है, और डॉक्टर उस पर नियंत्रण पाने की दुहाई देते रहते हैं।

कोलेस्टेरॉल न हुआ, मानो डाकू अँगुलिमाल हो गया। लेकिन जैविक सच यह भी है कि कोलेस्टेरॉल जीवन के लिए अत्यंत अनिवार्य है। यह शरीर की प्रत्येक कोशिका में उपस्थित है। इसकी बदौलत ही कोशिकाओं को उनकी चारदीवारी (सैल मेंबरेन) मिल पाती है, तंत्रिकाएँ अपने लिए इन्सुलेशन जुटा पाती हैं, कॉर्टिसोल, एस्ट्रोजन और टैस्टोस्टेरॉन हार्मोन की रचना होती है और यकृत पाचक रस पित्त (बाइल जूस) बना पाता है। सच ही है, स्वस्थ सीमा में कोलेस्टेरॉल जीवन का राग है, पर अति हो जाए तो त्राहि मच जाती है।

शरीर में उपस्थित 80 प्रतिशत से अधिक कोलेस्टेरॉल शरीर के भीतर ही बनता है। इसका उत्पादन यकृत में होता है। बाकी भोजन से शरीर में पहुँचता है। अच्छे स्वास्थ्य के लिए न सिर्फ कोलेस्टेरॉल की कुल मात्रा पर नजर रखनी जरूरी है, बल्कि उसके विभिन्न घटकों की अलग-अलग मात्रा पर भी कड़ी निगरानी रखनी पड़ती है।

खून में कोलेस्टेरॉल एक विशिष्ट प्रोटीन से बँधा रहता है। दोनों का गठबंधन लाइपो-प्रोटीन कहलाता है। जैवरासायनिक गुणों के आधार पर लाइपो-प्रोटीन तीन प्रकार की होती है—लो डेंसिटी लाइपो-प्रोटीन, हाई डेंसिटी लाइपो-प्रोटीन और वेरी लो डेंसिटी लाइपो-प्रोटीन। इनके साथ ही ट्राइग्लिसराइड भी है। यही कोलेस्टेरॉल के अच्छे-बुरे घटक

हैं। इनके बाबत जानकारी होना, इनकी स्वस्थ सीमाएँ जानना और इन्हें सुधारने के उपाय जानना हर किसी के लिए अनिवार्य है।

खून में कोलेस्टेरॉल के अच्छे-बुरे घटक

लो-डेंसिटी लाइपो-प्रोटीन (एल.डी.एल.) : यह कोलेस्टेरॉल का सबसे हानिकारक घटक है। इसके बढ़ने पर धमनियों में चर्बी जमने की क्रिया तेजी पकड़ती है।

हाई-डेंसिटी लाइपो-प्रोटीन (एच.डी.एल.) : यह कोलेस्टेरॉल का सुखद पक्ष है। इसमें वसा कम, प्रोटीन अधिक होती है। यह धमनियों के लिए देवदूत के समान है। धमनियों की दीवारों पर अगर यह कोलेस्टेरॉल को चिपका हुआ पाता है, तो यह उसे निकालकर यकृत में पहुँचा आता है। यह जितनी अधिक मात्रा में हो, उतना ही स्वास्थ्यकारी है।

वेरी लो-डेंसिटी लाइपो-प्रोटीन (वी.एल.डी.एल.) : यह ट्राइग्लिसराइड वसा का वाहन है। यकृत से यह उसे शरीर के विभिन्न भागों में पहुँचाता है।

ट्राइग्लिसराइड : ट्राइग्लिसराइड शरीर में चर्बी का सबसे बड़ा भंडार हैं। रोज जितनी कैलोरी बचती हैं, शरीर उसे ट्राइग्लिसराइड में बदल देता है। वसा कोशिकाएँ इसे संचित करके अपने भंडार-गृह में रख लेती हैं। परीक्षणों से इस तथ्य की पुष्टि हो गई है कि ट्राइग्लिसराइड का बढ़े रहना भी स्वास्थ्य के लिए नितांत हानिकारक है।

कोलेस्टेरॉल के विभिन्न घटक और स्वास्थ्य

	वांछनीय स्तर *(mg/dl)*	सुधारयोग्य स्तर *(mg/dl)*	रोगउत्प्रेरक स्तर *(mg/dl)*
कुल कोलेस्टेरॉल	180 से कम	180-240	240 से अधिक
एल.डी.एल.	100 से कम	100-150	150 से अधिक
ट्राइग्लिसराइड	150 से कम	150-400	400 से अधिक
एच.डी.एल.	45 से अधिक	35-45	35 से कम

कोलेस्टेरॉल गणित सुधारने के सरल उपाय

कोई भी ध्येय हो, यदि वह स्पष्ट है, तो उसे हासिल करना आसान होता है। यही स्थिति कोलेस्टेरॉल गणित के साथ भी है। हानिकारक एल.डी.एल. कोलेस्टेरॉल और ट्राइग्लिसराइड घटाने और स्वास्थ्यवर्धक एच.डी.एल. कोलेस्टेरॉल बढ़ाने के लिए तत्परता के साथ समुचित प्रयत्न करने से कोलेस्टेरॉल गणित कुछ महीनों में ही सुधारा जा सकता है। इसके कुछ मूल मंत्र यहाँ प्रस्तुत हैं :

जीने के लिए खाएँ। भोजन उतना ही करें, जितना कि जरूरी है। अतिरिक्त कैलोरी

चाहे जिस भी रूप में ली जाएँ, ट्राइग्लिसराइड्स और नुकसानदेह एल.डी.एल. कोलेस्टेरॉल को बढ़ाती हैं। मोटापे से उबरने के लिए भी कैलोरी गणित पर ही सबसे अधिक ध्यान देना पड़ता है।

फल, सब्जियाँ और अन्न पर जोर रखें। हरी पत्तेदार सब्जियाँ, फलियाँ, पत्तागोभी, मटर, गाजर, हरी मिर्च, शलजम और करेला, फल जैसे नाशपाती, अलूचे, सेब, केला और संतरा, छिलकेदार दालें, चोकर वाला आटा और इसबगोल प्राकृतिक रेशे में धनी होते हैं। ये कोलेस्टेरॉल को अपने से बाँध लेते हैं और शरीर में जज्ब नहीं होने देते। इन्हें नियम से लेने से नुकसानदेह एल.डी.एल. कोलेस्टेरॉल घटता है और साथ ही पौष्टिक तत्वों, विटामिन और खनिजों की पूर्ति भी होती है। इनसे मिलनेवाली विटामिन *सी,* विटामिन *ई,* कैरोटीन, फ्लेवीन और सेलेनियम ऑक्सीकरणरोधी (ऐंटिऑक्सीडेंट) हैं और उन्हें लेने से धमनियों में चर्बी जमने की क्रिया पर रोक लगती है।

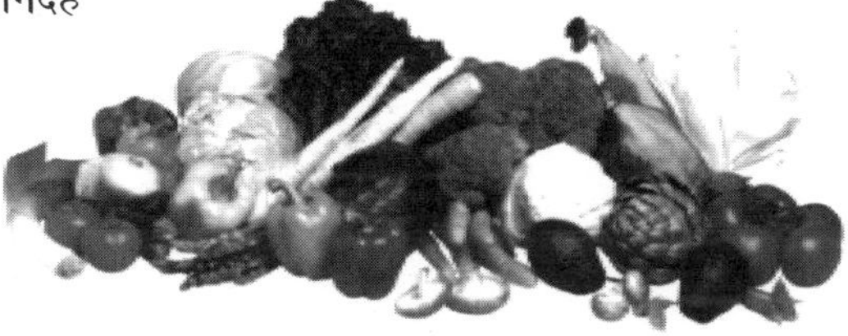

डबल टोन्ड दूध ही भला। खालिस दूध पीनेवालों को चाहे यह सच कड़वा लगे, पर मलाईयुक्त दूध, क्रीम और उस दूध से बने पनीर, खोया में संतृप्त वसा प्रचुर मात्रा में होती है। अतः दूध पीने का सुख उठाना चाहें तो डबल टोन्ड या स्प्रेटा दूध ही प्रयोग करें। इससे बना पनीर और दही भी स्वास्थ्य के लिए श्रेष्ठ है।

उबले हुए, पके हुए और भुने हुए व्यंजनों का आनंद लें। किसी भी चीज को तलने के बजाय स्टीम, बेक या ग्रिल कर लें। इससे न तो कैलोरी गणित बिगड़ता है, न कोलेस्टेरॉल गणित!

तली हुई चीजें त्यौहार पर ही। पूरी-कचौड़ी, पराँठा, छोले-भटूरे, समोसे, पकौड़े, आलू की टिक्की, पापड़ी, मठरी, दालमोठ और भुजिया जैसी चीजें जिह्वा को कितनी ही भाएँ, इनसे परहेज बरतने में ही समझदारी है। इनमें कैलोरी कूट-कूट कर भरी होती हैं, और वसा भी बहुत मात्रा में होती है।

जंक फूड सबसे बुरा। पीट्ज़ा, हैमबर्गर, ट्रिपल सेंडविच और फ्रैंच फ्राइज का भोग लगाना बहुत ही नुकसानदेह है। इनमें खूब कैलोरी होती हैं और वसा भी इतनी होती है कि उनसे तौबा करने में ही हित है।

वनस्पति तेल का चयन। खाना पकाने के लिए काम आनेवाले वनस्पति तेलों में तीन प्रकार की वसा होती है—संतृप्त वसा (सेचुरेटेड फैट), एकलअसंतृप्त वसा (मोनोअनसेचुरेटड फैट) और बहुअसंतृप्त वसा (पॉलीअनसेचुरेटेड फैट)। संतृप्त वसा के सेवन से *हानिकारक* एल.डी.एल. कोलेस्टेरॉल बढ़ता है। असंतृप्त वसा *स्वास्थ्यवर्धक* एच.डी.एल. कोलेस्टेरॉल को बढ़ाती है, किंतु यह लाभ एक सीमा तक ही मिलता है।

अधिक मात्रा में असंतृप्त वसा से भी ट्राइग्लिसराइड्स और एल.डी.एल. कोलेस्टेरॉल में वृद्धि होती है। मक्खन, शुद्ध घी, वनस्पति घी, नारियल और ताड़ का तेल संतृप्त वसा के प्रमुख भंडार हैं। इनमें बने हुए पकवान सीमित मात्रा में ही लिए जाने चाहिए। कोलेस्टेरॉल गणित स्वस्थ है तो कुल घी-तेल का दस प्रतिशत और बिगड़ा हुआ है तो सात प्रतिशत ही संतृप्त वसा से लिया जाना उत्तम है। हाइड्रोजिनेटिड वनस्पति घी में ट्रांस-फैटी एसिड होते हैं। ये भी संतृप्त वसा के समान ही नुकसानदेह हैं।

सामान्य रूप से भोजन में एकलअसंतृप्त वसा और बहुअसंतृप्त वसा का समान मात्रा में होना उचित है। लेकिन एल.डी.एल. कोलेस्टेरॉल को कम करने में जुटे हों, तो संतृप्त वसा कम कर दें और एकलअसंतृप्त वसा बढ़ा दें। एकलअसंतृप्त वसा के प्रमुख स्रोत मूँगफली, सरसों और जैतून के तेल हैं, जबकि करडी, सूरजमुखी, सोयाबीन और मकई के तेलों में बहुअसंतृप्त वसा अधिक होती है। उचित यही है कि कुछ पकवान एक प्रकार के तेल में, और कुछ दूसरे प्रकार के तेल में बनाएँ। इससे एकलअसंतृप्त वसा और बहुअसंतृप्त वसा दोनों की पूर्ति होती रहती है।

एक दिन में कुल तीन से चार छोटे चम्मच (15-20 ग्राम) खाना पकाने का तेल ही प्रयोग करें। वसा की बाकी दैनिक जरूरत अनाज, दालों और सब्जियों से पूरी हो जाती है। मेवों जैसे बादाम, काजू और मूँगफली तथा दूध, पनीर, चीज़ और क्रीम में भी वसा प्रचुर मात्रा में होती है।

तले हुए पकवान बार-बार गरम न करें। बहुअसंतृप्त वसा वाले वनस्पति तेल में बने पकवान भी बार-बार गरम किए जाएँ तो नुकसानदेह बन जाते हैं। होता यह है कि आग पर चढ़ने से बहुअसंतृप्त वसा का हाइड्रोजनीकरण हो जाता है और यह संतृप्त वसा तथा फ्री रेडिकल में तब्दील हो जाती है।

सलाद है अल्पाहार का उत्तम साधन। जब-जब अल्पाहार का मन करे, फल और कच्ची शाक-सब्जियों का आनंद उठाएँ। सलाद, खीरा, ककड़ी, गाजर, मूली, टमाटर, प्याज, लेटयूस, पत्तागोभी और फलों में खूब पौष्टिक तत्व मिलते हैं और कैलोरी भी कम होती हैं। इसकी तुलना में बिस्कुट, नमकीन, दालमोठ, मिठाई जैसी उच्च कैलोरी वाली चीजें लेने से कोलेस्टेरॉल गणित अनावश्यक बिगड़ता है।

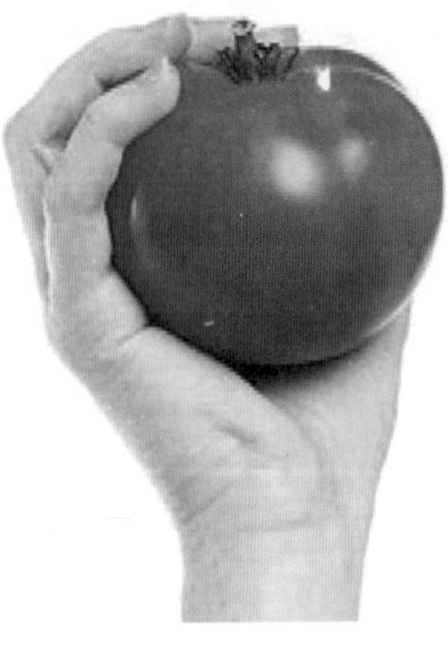

मीठे से कन्नी काटें। मिठाई, केक, बिस्कुट, पेस्ट्रीज, जैम, शहद, मुरब्बा, मीठे अचार, चटनी, चॉकलेट, बॉर्नविटा, हार्लिक्स तथा कंदमूल वाली सब्जियों, जैसे चुकंदर, शक्करकंदी और आलू सीमित मात्रा में ही लें। इन सभी चीजों में कैलोरी की भरमार होती है।

मांस कभी-कभार ही भला। कोलेस्टेरॉल का गणित सुधारना चाहें, तो गोश्त, खासकर अंगों का मांस जैसे भेजा, कलेजी और गुर्दा, सुअर की चर्बी, सॉसेज, मुर्गा, अंडे का पीला हिस्सा कभी-कभार लेना ही ठीक है। इन सभी चीजों में कोलेस्टेरॉल बहुत मात्रा में होता है।

मछली का लुत्फ उठाएँ। कॉड और मेकेरल उन समुद्री मछलियों में से हैं जिनमें औमेगा-3 फैटी एसिड पाए जाते हैं। उन्हें लेने से ट्राइग्लिसराइड्स पर अनुकूल प्रभाव दिखाई देता है। हफ्ते में 200-400 ग्राम कॉड और मेकेरल लेना स्वास्थ्य के लिए उपयोगी है। औमेगा-3 फैटी एसिड सोयाबीन के तेल में भी पाए जाते हैं।

प्याज, अदरक और लहसुन गुणकारी। प्याज, अदरक और लहसुन एलियम परिवार से जुड़ी उपयोगी वनस्पतियाँ हैं। इनका नियमित सेवन नुकसानदेह एल.डी.एल. कोलेस्टेरॉल में कमी लाता है, एच.डी.एल. कोलेस्टेरॉल में वृद्धि लाता है और प्लेटलेट कणों के चिपचिपेपन को भी कम करता है।

मदिरा लें तो बस एक प्याला। प्रतिदिन 60 एमएल मदिरा लेने से एच.डी.एल. कोलेस्टेरॉल में वृद्धि होती है, पर यह सीमा लाँघने पर स्थिति बदल जाती है। अधिक पीने वालों में ट्राइग्लिसराइड्स बढ़ जाते हैं, रक्तचाप भी बढ़ सकता है, और लगातार जमकर पीनेवालों में कार्डियोमयोपैथी होने की भी आशंका रहती है–दिल की पेशियाँ अपनी ताकत खो देती हैं और उनकी खून को पंप करने की क्षमता घट जाती है।

यह तो हुई भोजन और कोलेस्टेरॉल की बात! कोलेस्टेरॉल गणित में सुधार लाने के लिए जीवन-पद्धति पर भी ध्यान देने की आवश्यकता पड़ती है। नियमित व्यायाम, धूम्रपान का त्याग और वजन पर नजर रखकर न सिर्फ हानिकारक कोलेस्टेरॉल कम किया जा सकता है बल्कि एच.डी.एल. कोलेस्टेरॉल में भी स्वास्थ्यवर्धक वृद्धि लायी जा सकती है। रोजाना 30-45 मिनट चुस्त गति से सैर, जॉगिंग, तैराकी, साइकलिंग या ऐरोबिक्स करने से कोलेस्टेरॉल गणित में चंद हफ्तों में ही सुधार नजर आने लगता है। कभी-कभी जीवन-पद्धति में परिवर्तन नाकाफी साबित होते हैं। ऐसे में उचित दवाएँ लेकर भी कोलेस्टेरॉल को कम किया जा सकता है। ईमानदार प्रयास के बावजूद एल.डी.एल. कोलेस्टेरॉल 190 मिलीग्राम प्रति डेसीलीटर से अधिक रहे तो डॉक्टर से परामर्श लेकर दवा शुरू कर देना ही ठीक है।

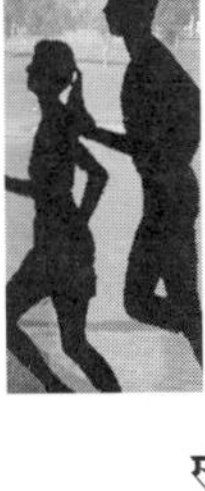

क्या खाएँ, क्या न खाएँ
रोग और आहार

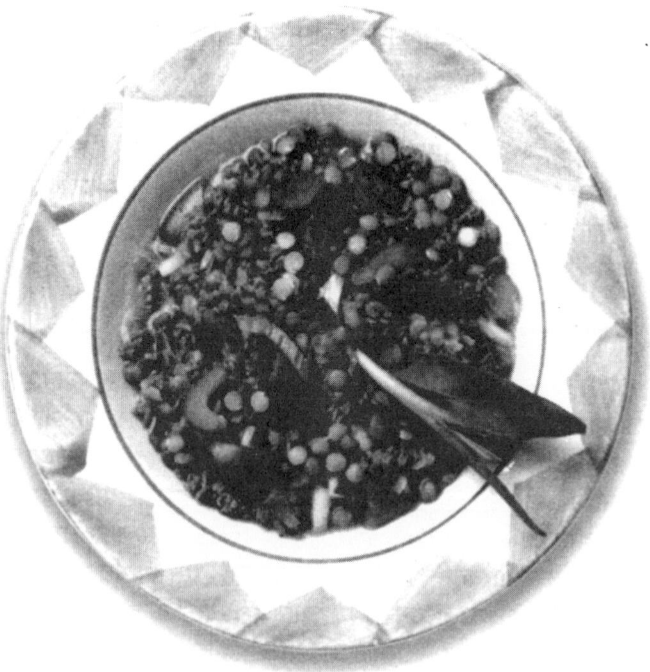

आहार और रोग के बीच का संबंध भारतीय जीवन-दर्शन में सदियों पुराना है। चरक, सुश्रुत, जीवक और दूसरे प्राचीनकालीन वैद्यों ने इस सिद्धांत को पर्याप्त महत्व दिया। आधुनिक विज्ञान चाहे उन पुराने विचारों पर कोई टिप्पणी नहीं करता, लेकिन उसने भी वैज्ञानिक आधार पर कुछ रोगों की उपज और उपचार में भोजन के महत्व को पहचाना है। यह अध्याय इसी संबंध को उकेरता है और पाठक को उन कुछ रोगों के बारे में व्यावहारिक ज्ञान देता है जिनमें आहार पर ध्यान देना स्वस्थ रहने की बुनियादी शर्त है।

हितकारी भोजन अप्रिय हो तो भी अच्छा है, न कि स्वादिष्ट भोजन जो अहितकारी है।

अश्वघोष

सौन्दरनन्द 5/46

भारतीय जीवन-दर्शन में शुद्ध और संतुलित आहार की महिमा सदियों से उद्धृत होती है। आयुर्वेद के सभी आदिग्रंथों में मनुष्य को खानपान के प्रति संयमी होने की नेक सलाह दी गई है। यह जीवन-विधि हर किसी के लिए स्वास्थ्यवर्धक है, किंतु कुछ शारीरिक व्याधियों में इस संयम के बिना काम नहीं चल सकता। इसके बगैर व्याधि पर या तो नियंत्रण पाना बहुत कठिन साबित होता है, या संभव ही नहीं हो पाता।

जब दूध न पच पाए (लैक्टोस इनटोलरेंस)

दूध में पायी जानेवाली लैक्टोस शुगर को पचाने के लिए छोटी आंत में लैक्टेस एन्जाइम होना जरूरी है। पर अनेक लोगों की आँत में यह दूधपाचक नहीं होता। दूध या कोई दुग्ध पदार्थ लेते ही उनके पेट में खलबली मच जाती है, अफारा आ जाता है, वायु बनने लगती है और पेट चल जाता है। कुछ को तो क्रोनिक डायरिया ही हो जाता है, जिस पर कोई दवा काम नहीं करती। इस स्थिति से उबरने के लिए निम्नलिखित भोज्य पदार्थों से परहेज बरतना जरूरी हो जाता है :

- दूध, पनीर, छैना, खोया
- मिल्क ब्रेड
- क्रीम बिस्कुट
- क्रीमयुक्त सूप
- मिल्क चॉकलेट
- खोये की मिठाई
- चुइंग गम
- क्रीमयुक्त सब्जियाँ
- वाइट सोस
- कंडेन्सड मिल्क
- दूध से बनी पुडिंग
- कुल्फी और आइस्क्रीम

दूध बंद होने पर यह कमी सामान्य दही और सोयाबीन का दूध लेकर पूरी की जा सकती है। दही जमाने के लिए दूध में जो जामन डाला जाता है, उसमें लैक्टोबैसीलस बैक्टीरिया होते हैं। उनके असर से दूध तो दही में तब्दील होता ही है, लैक्टोस भी पच जाता है। और सोयाबीन का दूध, उसमें प्रोटीन तो पूरी होती है लेकिन लैक्टोस न होने के कारण यह तकलीफ नहीं देता।

डायरिया होने के बाद बच्चों में लैक्टोस इनटोलरेंस हो जाना सामान्य सी बात है। ऐसे में दूसरे सभी आहार बंद करके सिर्फ केला, सोया मिल्क और चिकन सूप देने से

जल्द लाभ होता है। लैक्टोस इनटोलरेंस की पुष्टि करने की कई जाँच विधियाँ हैं। विष्ठा की जाँच और ऐंडोस्कॉपी द्वारा छोटी आँत की सतह से ऊतकीय नमूना लेकर यह पता लगाया जा सकता है कि आँत में लैक्टेस एन्जाइम है कि नहीं।

कलेजे में जलन और पेट का अल्सर

कुछ खाद्य पदार्थ अमाशय में हाइड्रोक्लोरिक एसिड की मात्रा बढ़ाते हैं, तो कुछ आहार खाने की नली और अमाशय के बीच स्थित वाल्व को कमजोर कर देते हैं। दोनों ही स्थितियों में कलेजे में जलन हो सकती है और पेट के अल्सर की उग्रता बढ़ सकती है। निम्नलिखित खाद्य पदार्थों से परहेज बरतकर इस कष्ट से बचा जा सकता है :

- लाल मिर्च और मिर्च पाउडर
- काली मिर्च
- चाट मसाला
- टमाटर
- संतरा, मौसमी और खट्टी चीजें
- चाकलेट
- पेपरमिंट
- तली हुई चीजें
- चाय, कॉफी और कोला ड्रिंक्स
- मदिरा

दूसरे कुछ परहेज भी उपयोगी साबित होते हैं। थोड़ा खाएँ और पेट ढीला रखें। अधिक तंग पतलून या बेल्ट पहनने से भी भोजन अमाशय से खाने की नली में लौट सकता है। यह छोटी सी सावधानी भी अवश्य बरतें कि भोजन करने के बाद तुरंत लेटें नहीं, बल्कि दो-तीन घंटों तक सीधे बैठें।

डायरिया में आहार

पेट चलने पर सबसे जरूरी शरीर में जल और लवण के स्तर को स्वस्थ सीमा में रखना है। इस पर ध्यान न दिया जाए तो शरीर में पानी की कमी हो जाती है। जुबान सूख जाती है। त्वचा सिकुड़ जाती है। मूत्र की मात्रा घटती जाती है। फिर रक्तचाप घट जाता है और मानसिक चेतना भी गफलत में पड़ती जाती है। थोड़ी सी चौकसी बरतें तो स्थिति शुरू से ही नियंत्रण में रखी जा सकती है। जल और लवण की भरपाई के लिए घर पर ही कई उपाय किए जा सकते हैं :

- नल से पानी लेकर उसे कम से कम दो मिनट तक उबलने दें, फिर उसे ठंडा कर लें। इसमें पुनर्जल घोल मिला लें। बाजार में इसके पैकेट कई नामों से मिलते हैं जैसे पुनर्जल, इलैक्ट्राल, प्रोलाइट इत्यादि। यूँ यह घोल घर पर भी आसानी से बन सकता है। एक लीटर पानी में एक छोटा चम्मच नमक और चार छोटे चम्मच चीनी मिला लें, और इसे थोड़ी-थोड़ी देर बाद रोगी को देते रहें।
- इसका एक दूसरा विकल्प भी है। एक लीटर पानी में एक छोटा चम्मच नमक और आठ चम्मच पीसे हुए चावल मिलाएँ और सात से आठ मिनट तक उबलने दें। यह माँड शरीर में जल और लवण की कमी नहीं होने देगा। इसका स्वाद बेहतर बनाने के

लिए इसमें केला मसल कर डाल लें। नारियल का पानी भी साथ में दे सकते हैं।

- पहले 24 घंटों के लिए छाछ, नींबू पानी, शरबत, चाय, दाल का पानी, चावल का मांड, नारियल का पानी और दूसरे पेय पदार्थ दें। जब डायरिया रुक जाए तब खिचड़ी, दाल-चावल, केला, पोहा और दही शुरू कर दें। अगले एक-दो दिन हल्का आहार ही दें जो आसानी से पच सके।

गेहूँ से एलर्जी (सिलियक डिजीज)

ग्लूटेन एक प्रोटीन है जो गेहूँ, जौ और जई में पायी जाती है। कुछ लोगों की छोटी आँत इसे सहन नहीं कर पाती। इसे ग्रहण करते ही उनकी आँत में सूजन आ जाती है, आँत में पौष्टिक तत्व जज्ब करनेवाले आंत्र अंकुर नष्ट हो जाते हैं, शरीर में पौष्टिक तत्वों की कमी हो जाती है, डायरिया रहता है, पेट फूला रहता है, कमजोरी आ जाती है और वजन घट जाता है। यह सिलियक डिजीज है, जो अभी तक एशियाई मूल के लोगों में सीमित संख्या में ही होती देखी गई है। यह रोग किसी दवा या आपरेशन से नहीं, खानपान में संयम बरतते रहने से ही ठीक रह पाता है। इसके होने पर निम्नलिखित भोज्य पदार्थों से बचना जरूरी है :

- गेहूँ का आटा
- मैदे से बनी चीजें
- सेवई
- पास्ता
- जई
- सोया सोस
- केरेमल
- मदिरा
- डबलरोटी, बिस्कुट और केक
- दलिया, कॉर्नफ्लेक्स और हॉर्लिक्स
- सोस
- जौ
- सिरका
- सिरके में बनी चीजें
- मसाले
- वनिला

कभी-कभी ग्लूटेन कुछ ऐसी चीजों से भी आ जाती है जिनके बारे में सोचा ही नहीं जा सकता। पूरी-कचौड़ी उतारने के बाद कढ़ाई में बचे तेल में कोई चीज तल लेने, डबलरोटी पर मक्खन लगाने के बाद उस नाइफ का प्रयोग करने, ओठों पर ग्लूटेनयुक्त लिपस्टिक लगाने और डाकटिकट चिपकाने के लिए उसे जुबान से गीला करने मात्र से तकलीफ लौट आ सकती है।

क्या खाएँ

रोक-टोक की इतनी लंबी सूची! इसे देखकर लगता है कि अब खाने के लिए बचा ही क्या है। लेकिन सच यह है कि जिन चीजों की अनुमति है उनसे भी बहुत से स्वादिष्ट व्यंजन बनाए जा सकते हैं। चावल, सभी दालें, दूध और दुग्ध उत्पाद, फल, शाक-सब्जियाँ और आलू खाने पर सिलियक डिजीज में कोई रोक-टोक नहीं है।

आहार और माइग्रेन

कुछ आहार भी माइग्रेन के रोगी को सरदर्द दे सकते हैं। यह गड़बड़ी उन चीजों में उपस्थित विशेष रसायनों के कारण होती है। यह अनिवार्य नहीं कि हर माइग्रेन रोगी को इन भोज्य पदार्थों से परेशानी हो ही, लेकिन सरदर्द हो तो उनसे परहेज करके देखने में नुकसान भी नहीं है।

- चाइनीज फूड (मोनोसोडियम ग्लूटामेट युक्त)
- चाकलेट
- संतरा, मौसमी
- खमीर उठाकर बनाई गई चीजें
- डिब्बाबंद चीजें (टार्टराजीन, नाइट्रेट्स/नाइट्राइट्स युक्त)
- पका हुआ केला
- *प्रोसेस्ड चीज़*
- सिरका
- रेड मीट
- रेड वाइन और शैरी

जब नमक कम करना हो

रक्तचाप बढ़ जाए, दिल ठीक से काम न करे या गुर्दे फेल करने लगें तो भोजन में नमक (सोडियम क्लोराइड) की मात्रा घटाना बेहद जरूरी हो जाता है। इसके मायने यह नहीं है कि भोजन बिल्कुल फीका लिया जाए, बल्कि सिर्फ इतना है कि भोजन में नमक हल्का सा कम कर दें और उन भोज्य पदार्थों से परहेज बरतना शुरू कर दें जिनमें नमक अधिक मात्रा में होता है। उनकी सूची यहाँ प्रस्तुत है :

- कार्न फ्लेक्स
- बाजार का *चीज़* और मक्खन
- लीची और खरबूजा
- चिप्स, वेफर्स, पॉप कॉर्न
- नमकीन काजू, नमकीन मूँगफली
- पेस्ट्री, केक और आइसक्रीम
- फास्ट फूड
- कुछ दवाएँ जैसे ऐंट एसिड
- गाय का दूध
- चौलाई का साग
- अचार, चटनी और टोमेटो केचअप
- भुजिया, दालमोठ और नमकीन
- सॉसेज, हैम और समुद्री मछली
- नमकीन बिस्कुट
- डिब्बाबंद खाद्य पदार्थ
- फ्रोजन खाद्य पदार्थ

हृदय रोग और आहार

कोरोनरी हृदय रोग से बचने और धमनियों के सँकरे होने की रोग प्रक्रिया पर अंकुश लगाने के लिए जीवन-पद्धति में सुधार के साथ-साथ आहार पर भी पर्याप्त ध्यान देना पड़ता है। उसके कुछ मूल नियम इस प्रकार हैं :

फल और सब्जियाँ

- ताजा फल और शाक-सब्जियाँ समुचित मात्रा में ग्रहण करें। खाने से पहले सेब, अमरूद, नाशपाती आदि फलों के छिलके न उतारें।
- आलू सीमित मात्रा में ले सकते हैं, लेकिन उन्हें असंतृप्त वसा वाले तेल में ही पकाएँ।

अन्न

- चोकर वाला आटा, बिना पालिश किया हुआ चावल, दलिया, दालें, अंकुरित अन्न का सेवन करें।
- मैदे से बनी डबलरोटी, नान, कुल्चा आदि कम ही लें।

दूध और दुग्ध उत्पाद

- स्किमड (स्प्रेटा) दूध और स्किमड दूध से बनी दही, पनीर आदि का ही प्रयोग करें।
- क्रीमयुक्त दूध, क्रीम, कंडेस्ड मिल्क, खोया आदि न लें।

अंडे, गोश्त और मछली

- बिना जर्दी का अंडा, मुर्गा और खरगोश का मांस ले सकते हैं। हफ्ते में दो बार जर्दीवाला अंडा भी ले सकते हैं। हफ्ते में 200-400 ग्राम श्वेत मछली खाना भी अच्छा है।
- चर्बी वाला गोश्त, तला हुआ गोश्त, सूअर का मांस, हैम, बतख का मांस बिलकुल छोड़ दें। तली हुई मछली खाने पर भी रोक है।

वसा और तेल

- वसा और तेल कम से कम मात्रा में लें। घी-तेल की कुल मात्रा तीन से चार चम्मच से अधिक नहीं होनी चाहिए।
- करडी, सूरजमुखी, तिल, जैतून, मक्का, सरसों और मूँगफली का तेल सीमित मात्रा में प्रयोग में लाएँ।
- घी, मक्खन, वनस्पति घी, ताड़ (पाम) और नारियल का तेल बहुत कम मात्रा में प्रयोग करें।

मिठाई

- स्प्रेटा दूध की खीर, सेंवई, जलेबी कभी-कभार खा सकते हैं।
- आइसक्रीम, चॉकलेट, केक, बिस्कुट खाने पर रोक लगा दें।

नमक

- सीमित मात्रा में लें।

डायबिटीज और आहार

डायबिटीज का नाम आते ही आहार को लेकर मन-मस्तिष्क में तरह-तरह की पाबंदियों का नक्शा खिंच जाता है। पर अब नए वैज्ञानिक शोध ने आहार संबंधी बहुत सी बंदिशों को उलट-पुलट करके रख दिया है। जरूरत बहुत परहेज और पाबंदियों की नहीं, अनुशासन बरतने की है। ब्लड शुगर को संतुलित रखने के लिए खानपान में कुछ छोटी-छोटी सावधानियाँ व्यवहार में लानी जरूरी हैं –

- हर दिन समय से भोजन करें। सुबह के नाश्ते, दोपहर और रात्रि के भोजन का समय

सुनिश्चित कर लें और उसे अमल में लाएँ।

- हर दिन लगभग एक जितनी कैलोरी ग्रहण करें। किसी दिन अति, तो किसी दिन फाका काटना शरीर के लिए स्वास्थ्यकारी नहीं होता।
- हर पहर थोड़ा-थोड़ा खाएँ। एकसाथ भरपेट भोजन करने के बजाय हर चार-पाँच घंटे बाद थोड़ा-थोड़ा आहार हमेशा बेहतर होता है। इससे ब्लड शुगर अधिक घटती-बढ़ती नहीं है।
- हर दिन कार्बोहाइड्रेट, प्रोटीन और वसा भी एक जैसी मात्रा और स्वस्थ अनुपात में लें।
- कार्बोहाइड्रेट के रूप में अधिक से अधिक प्राकृतिक रेशेयुक्त चीजें जैसे चोकरयुक्त अनाज, दालें, पत्तेदार सब्जियाँ और फल लें।

ऐसे खाद्य पदार्थ कम से कम मात्रा में लें जिनमें निरी कैलोरी के सिवाय कुछ नहीं होता। जैसे–

- शक्कर, गुड़, बूरा, चीनी, ग्लूकोस, गोलियाँ, चॉकलेट
- मिठाई, केक, पेस्ट्री, बिस्कुट, पुडिंग, कुल्फी, आइस्क्रीम
- जैम, मार्मलेड (फलों का मुरब्बा), डिब्बाबंद फल
- मदिरा

गाउट में यूरिक एसिड कैसे घटाएँ

गाउट शरीर में यूरिक एसिड बढ़ जाने से होता है। यह स्थिति दो प्रकार से उत्पन्न हो सकती है। या तो यूरिक एसिड अधिक मात्रा में बनने लगता है या गुर्दे उसे शरीर से बाहर नहीं फेंक पाते। यदि यूरिक एसिड बढ़ा रहे तो जोड़ों, खासकर पैर के अँगूठे-अँगुलियों में सूजन हो जाती है और गुर्दों में यूरिक एसिड जम जाने से पथरी बन सकती है।

दवाएँ, जैसे एलोप्यूरीनोल, यूरिक एसिड को घटाने में समर्थ हैं, लेकिन उन्हें ताजिंदगी लेना पड़ता है। लगभग 10 प्रतिशत यूरिक एसिड शरीर में भोजन के विघटन से भी बनता है। जिन चीजों में प्यूरिन होती है, उन्हें लेने से यूरिक एसिड बढ़ता है। यूरिक एसिड घटाने के लिए निम्नलिखित खाद्य पदार्थों से परहेज बरतें :

- खुंभी, फूलगोभी, सेम और पालक
- सूखे सेम, मटर, मसूर की दाल
- सभी साबुत दालें
- राजमा, लोबिया और काबुली चने
- गोश्त विशेष रूप से कलेजी, गुर्दे, दिमाग और पैन्क्रियाज के अंश, सूअर का मांस, गोमांस, बकरे का मांस और बछड़े के खुर
- समुद्री मछलियाँ जैसे सारडीन, श्रिम्प और मेकेरल
- हर प्रकार की मदिरा
- चाय, कॉफी और कोला ड्रिंक्स

साथ ही साथ वजन अधिक होने पर उसे घटाने की भी पूरी कोशिश की जानी जरूरी है। मात्र इसी से यूरिक एसिड कम किया जा सकता है। दिन में पानी और दूसरे पेय पदार्थ भी खूब मात्रा में लें।

क्या खाएँ

कुछ खाद्य वस्तुओं में प्यूरिन की मात्रा बहुत कम होती है। कुल कैलोरी सीमा के भीतर रहते हुए इन्हें लेने से नुकसान नहीं होता :

सब्जियाँ और फल		अन्न	विविध
सलाद	भिंडी	गेहूँ	दूध, पनीर, क्रीम
टमाटर	बैंगन	मक्का	मक्खन
शलगम	कद्दू	चावल	अंडा
गाजर	आलू	दलिया	मिठाई
खीरा	चुकंदर		
पत्तागोभी	सभी फल		

गुर्दे की पथरी और आहार

गुर्दे की पथरी का आहार और शरीर की जैव-रासायनिकी से गहरा संबंध है। अगर यह समस्या एक बार हो जाए तो आगे इस संबंध में सावधान रहने की कड़ी जरूरत है। पथरी निकले और हाथ लग जाए तो उसका रासायनिक विश्लेषण करके यह जाना जा सकता है कि कौन से खाद्य पदार्थों को लेने से यह दुबारा हो सकती है।

दुबारा पथरी न बने इसके लिए खूब मात्रा में पानी पिएँ। आहार में पर्याप्त मात्रा में कैल्सियम और मैग्नीसियम लें, यूरिक एसिड को सीमा में रखें और यदि पथरी ओक्सेलेट के कारण बनती हो तो उन खाद्य पदार्थों पर पाबंदी लगा दें जिन्हें लेने से मूत्र में ऑक्सेलिक एसिड बढ़ता है।

खाद्य पदार्थ जिन्हें लेने से मूत्र में ऑक्सेलिक एसिड बढ़ता है

- काले चने
- पालक
- चौलाई का साग
- सरसों का साग
- हरा कच्चा केला
- सहिजन के पत्ते
- कमल ककड़ी
- नीम के पत्ते
- इमली के पत्ते
- लाल मिर्च
- बादाम
- काजू
- फालसा
- आँवला
- करी पत्ता
- चोकर का आटा
- चाय
- कोको
- चाकलेट
- विटामिन *सी* की गोलियां

व्यंजन, शाक-सब्जियाँ और फल
कैलोरी गणित

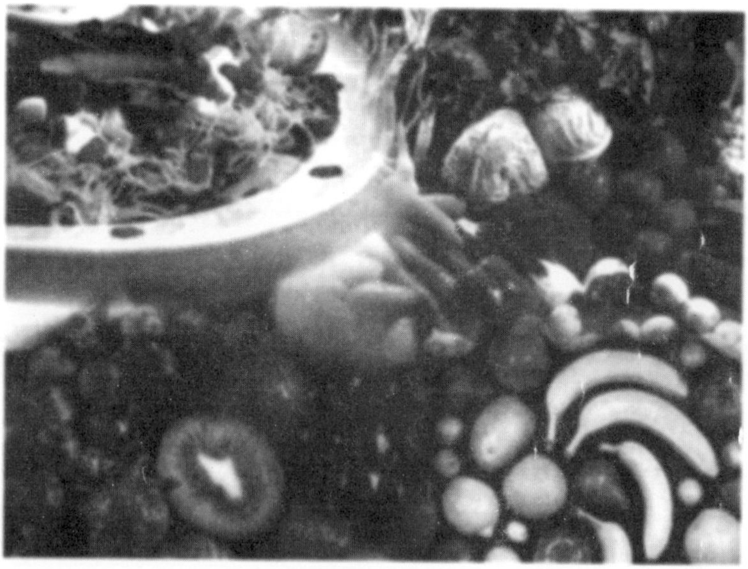

भारतीय व्यंजन पूरी दुनिया में पसंद किए जाते हैं। उसमें जितनी विविधता है, शायद ही किसी दूसरी क्यूजीन में हो। उत्तर-दक्षिण, पूर्व-पश्चिम चारों दिशाओं के भारतीय पकवान-व्यंजन जोड़ लिए जाएँ तो उनकी सूची मात्र से ही यह पुस्तक पूरी हो जाए, लेकिन सुविधा के लिए कुछ विशिष्ट व्यंजनों, शाक-सब्जियों, फलों, सलाद, मिठाई, केक, चॉकलेट और आइसक्रीम, सूखे मेवों और पेय पदार्थों का कैलोरी गणित यहाँ प्रस्तुत है।

स्वाद के लिए भोजन न करें, जीवनयात्रा के निर्वाह के लिए करें।

उत्तराध्ययन 35/17

खाद्य/पेय पदार्थ	*मात्रा*	*कुल कैलोरी*

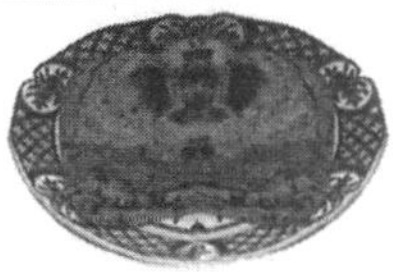

रोटी/डबलरोटी

खाद्य/पेय पदार्थ	*मात्रा*	*कुल कैलोरी*
रोटी	एक	85
पराठा	एक	150
आलू का पराठा	एक	213
पूरी	एक	80
भटूरा	एक	154
डबलरोटी	1 स्लाइस	60
हेमबर्गर	3-इंच पैट्टी	500

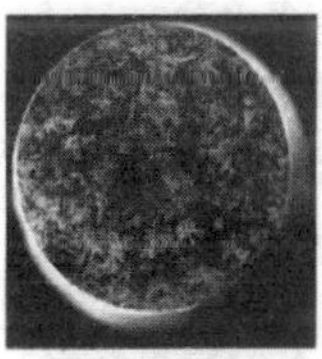

चावल (पका हुआ)

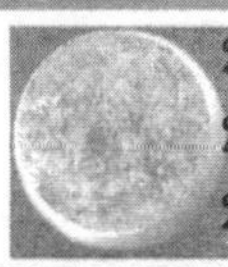

खाद्य/पेय पदार्थ	*मात्रा*	*कुल कैलोरी*
चावल	2 कटोरी	222
पुलाव	2 कटोरी	358
खिचड़ी	2 कटोरी	430

दालें (पकी हुई)

खाद्य/पेय पदार्थ	*मात्रा*	*कुल कैलोरी*
मूंग की दाल	1 कटोरी	116
अरहर की दाल	1 कटोरी	109
मसूर की दाल	1 कटोरी	148
उड़द की दाल	1 कटोरी	161
साम्बर	1 कटोरी	81
काबुली चना	1 कटोरी	119
साबुत मूंग की दाल	1 कटोरी	113
राजमा	1 कटोरी	153

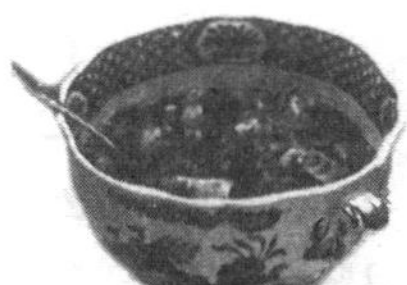

शाकाहारी व्यंजन

तरी वाली सब्जियाँ

खाद्य/पेय पदार्थ	*मात्रा*	*कुल कैलोरी*
मटर पनीर	1 कटोरी	191
आलू मटर	1 कटोरी	132
आलू की सब्ज़ी	1 कटोरी	130
कोफ्ते की सब्ज़ी	1 कटोरी	217
कोरमा	1 कटोरी	132

सूखी सब्ज़ियां

खाद्य/पेय पदार्थ	*मात्रा*	*कुल कैलोरी*
आलू बैंगन	1 कटोरी	134
शिमला मिर्च आलू	1 कटोरी	116
भिंडी	1 कटोरी	150
परमल	1 कटोरी	78
तोरई	1 कटोरी	97
सीताफल	1 कटोरी	110

खाद्य/पेय पदार्थ	*मात्रा*	*कुल कैलोरी*
बैंगन का भुर्ता	1 कटोरी	152
पत्ता गोभी	1 कटोरी	131
भरवाँ टमाटर	एक	84
वैजिटेबल कटलेट	दो टुकड़े	132
मिली-जुली सब्ज़ी	1 कटोरी	100

अंडा

उबला हुआ	एक	90
आमलेट	एक	160
फ्राइड	एक	160

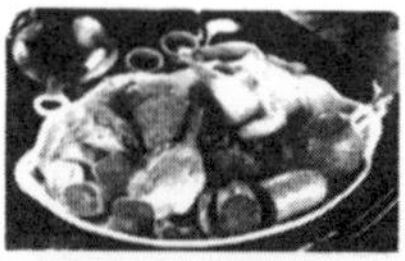

मांसाहारी व्यंजन

तंदूरी मुर्गा	125 ग्राम	257
फिश कटलेट	दो टुकड़े	190
फ्राइड फिश	दो टुकड़े	220
मटन करी	150 एमएल	260
चिकन करी	150 एमएल	240
लिवर दो प्याज़ा	140 ग्राम	330
झींगा रसेदार	150 एमएल	220
कीमा कोफ्ता	6 छोटे टुकड़े	240

स्नैक्स

पकोड़े	8 टुकड़े	280
बेसन का पूड़ा	एक	220
समोसा	एक	200
दही-पकौड़ी चाट	5 टुकड़े	220
दही-वड़ा	2	180
वड़ा	2	140
मसाला डोसा	एक	200
मटर की कचौड़ी	2	380

खाद्य/पेय पदार्थ	*मात्रा*	*कुल कैलोरी*
आलू बोंडा	2	200
मक्खन सेंडवीच	2	200
पीट्ज़ा	1/8 स्लाइस	200
आलू के चिप्स	एक छोटा पैकेट	108

चटनी

नारियल	2 चम्मच	120
टमाटर (सादा)	1 चम्मच	10
इमली (गुड़ के साथ)	1 चम्मच	60

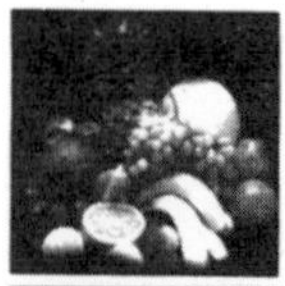

फल

सेब	एक मध्यम	65
केला	एक मध्यम	90
अंगूर	30	70
संतरा/मौसमी	एक मध्यम	40
नाशपाती	एक	100
आम	एक मध्यम	180
पपीता	एक फाँक	80
तरबूज	एक फाँक	15
अनानास	एक फाँक	50
शरीफा	एक मध्यम	130

सलाद

टमाटर	एक	10
गाजर	एक	20
प्याज	एक	25
शलजम	एक	10
खीरा	एक	15
चुकंदर	एक	30

खाद्य/पेय पदार्थ	मात्रा	कुल कैलोरी
मिठाई और केक		
जैली और कस्टर्ड	एक कटोरी	104
खीर	एक कटोरी	332
सेवइयाँ	एक कटोरी	249
सूजी की खीर	एक कटोरी	267
श्रीखंड	आधी कटोरी	382
गुलाब जामुन	दो	387
संदेश	दो	140
जलेबी	100 ग्राम	494
बेसन की बर्फी	दो	400
चिक्की	दो टुकड़े	290
कस्टर्ड	100 ग्राम	160
केक		
दो तह वाला, जिसके ऊपर आइसिंग हो	एक टुकड़ा	345
केक, जिसके ऊपर फल हों	एक टुकड़ा	125

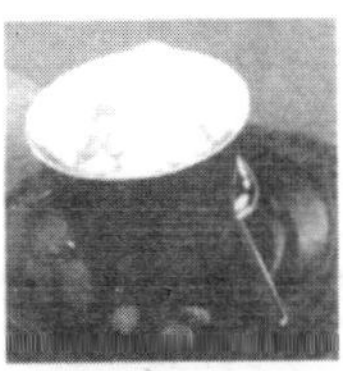

खाद्य/पेय पदार्थ	मात्रा	कुल कैलोरी
चॉकलेट और आइसक्रीम		
चॉकलेट		
चॉकलेट बार		
सादा	एक	190
मेवे वाले	(35 ग्राम)	278
आइसक्रीम		
चॉकलेट	छोटा कप	150
वनीला, स्ट्राबैरी	छोटा कप	130
संडे	मध्यम आकार का	400
आइसक्रीम सोडा	300 एमएल	270

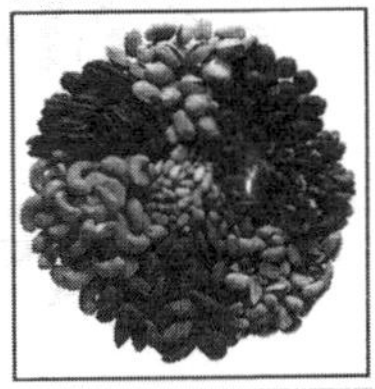

खाद्य/पेय पदार्थ	मात्रा	कुल कैलोरी
सूखे मेवे		
बदाम	10 गिरी	85
काजू	10 गिरी	95
अखरोट	8-10 आधे	102
किशमिश	100 ग्राम	315
खुमानी	100 ग्राम	306
खजूर	100 ग्राम	317
मूँगफली	50 दाने	90
खरबूजे के बीज	100 ग्राम	607
अल्कॅहॉलिक पेय		
बीयर	240 एमएल	112
ब्रांडी	30 एमएल	73
जिन	40 एमएल	105
रम/व्हिस्की	40 एमएल	105
शेरी	60 एमएल	84
पोर्टवाइन	100 एमएल	160
पेय पदार्थ		
चाय (2 चम्मच चीनी 50 एमएल दूध)	एक कप	75
कॉफी (2 चम्मच चीनी 100 एमएल दूध)	एक कप	110
गाय का दूध (2 चम्मच चीनी)	200 एमएल	180
भैंस का दूध (2 चम्मच चीनी)	200 एमएल	320
लस्सी (2 चम्मच चीनी)	200 एमएल	100
कोल्ड ड्रिंक	200 एमएल	150
शरबत	200 एमएल	200
नींबू पानी	200 एमएल	60

कितना सुरक्षित है हमारा भोजन

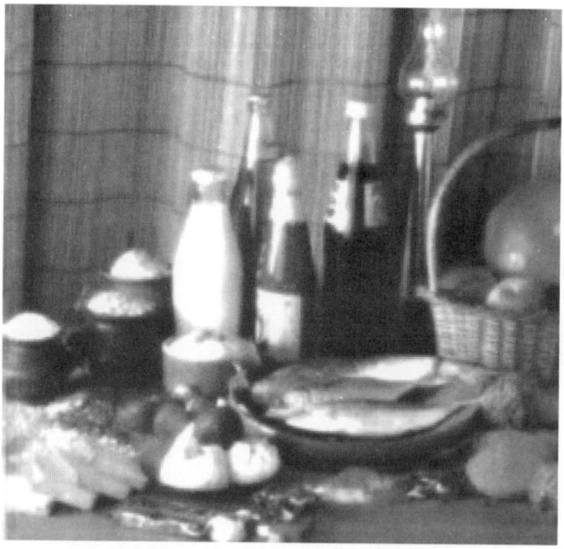

बाजार में बिकने वाले अनाज, दालों, वनस्पति तेल, दूध, फल-सब्जियों, मसालों, मिठाई, जैम, जूस, पैकेटबंद खाद्य उत्पाद और पेय पदार्थों में जिस प्रकार मिलावट होती है और जहरीले रंग और कीटनाशक मिलाए जाते हैं, यह हमारे शरीर की अद्भुत मशीन का चमत्कार ही है कि उनका सेवन करने के बाद भी हम स्वस्थ रह जाते हैं। सच तो यह है कि भोजन में मिलाए जानेवाले कुछ तत्त्व शरीर के लिए विष जैसे हैं। कुछ कैंसर-उत्प्रेरक हैं, तो कुछ शरीर में खून की कमी, जलशोफ, फाालिज, यकृतशोथ जैसी गंभीर स्थितियाँ पैदा कर सकते हैं। कुछ वृक्क, प्लीहा, फेफड़ों, त्वचा, अंड-ग्रंथियों और डिंब-ग्रंथियों को चंगुल में फँसा लेते हैं। व्यक्तिगत सुरक्षा इसी में है कि सभी चीजें विश्वसनीय विक्रय-केंद्रों से खरीदें। जब तक समाज में नैतिक चेतना नहीं जागती, यह मिलावट का विषैला कारोबार इसी प्रकार जीवित रहेगा।

जैसे अन्न खाया जाता है, वैसी ही प्रजा होती है।
दीपक अँधेरे को खाता है और काजल
को उत्पन्न करता है।

चाणक्य नीति

बाजार में मिलने वाले खाद्य उत्पाद हमारे स्वास्थ्य के लिए कितने सुरक्षित हैं, यह प्रश्नचिह्न न सिर्फ पैकेटबंद खाद्य उत्पादों पर बल्कि खुदरा बिकनेवाले खाद्यान्न, मसालों, खाद्य तेलों, दूध, शहद, चाय, कॉफी और बोतलबंद पेय पदार्थों के ऊपर भी लगा है। खाद्य-निर्माता और खाद्य-विक्रेता मुनाफाखोरी के चक्कर में भूल जाते हैं कि उनके द्वारा की गई मिलावट दूसरों के लिए कितनी नुकसानदेह हो सकती है। कुछ मिलावटी तत्त्व मुँह में किरकिरी, दाँत के मजबूत इनेमल में सेंध और पेट में खलबली उत्पन्न करके ही रह जाते हैं, लेकिन कुछ तत्त्व इतने हानिकारक होते हैं कि उनके सेवन से एलर्जी, रक्ताल्पता, जलशोफ, फाालिज, यकृतशोथ जैसे गंभीर रोग उत्पन्न होने के साथ-साथ शरीर के कुछ अंगों में कैंसर भी उत्प्रेरित हो सकता है। वृक्क, प्लीहा, फेफड़े, त्वचा, अंड-ग्रंथियाँ और डिंब-ग्रंथियाँ सभी उनके चंगुल में फँस सकते हैं।

अनाज और दालों में मिलावट

खाद्यान्नों में कई प्रकार से मिलावट की जाती है। उगती फसल और भंडारगृह में रखे अनाज पर फफूँद लगने, कटी हुई फसल में दूसरी हानिकारक फसल, कंकड़-पत्थर, चाक पाउडर, बुरादा मिलाने से स्वास्थ्य की जो क्षति होती है, उसकी भरपाई कर पाना कई बार बहुत कठिन होता है। कुछ स्थितियों में यह मिलावट व्यक्ति को उम्र भर के लिए अपाहिज बना देती है, तो कुछ को मृत्युलोक तक पहुँचा देती है।

खाद्य पदार्थ	*मिलावट*	*सक्रिय तत्व*	*दुष्प्रभाव*
अरहर की दाल मसूर की दाल काला चना, बेसन	खेसरी दाल	बीटा ऑक्सेलिल अमीनोऐलेनिन	दोनों पैरों की तंत्रिकीय क्षति होने से पेशियों का सूखते जाना और चलने में कठिनाई होना। यह दुर्बलता 15-45 वर्ष की उम्र के लड़कों और पुरुषों में होती है और धीरे-धीरे इतनी बढ़ जाती है कि आदमी को चलने के लिए हाथों के सहारे जमीन पर घिसटना पड़ता है।

खाद्य पदार्थ	*मिलावट*	*सक्रिय तत्व*	*दुष्प्रभाव*
भंडारगृह में रखा अनाज गेहूँ, चावल, मूँगफली बाजरा, बिनौले के बीज	एस्परजिलस फ्लेवस	अफलाटॉक्सीन	यकृत की सिरहासिस
गेंहू, बाजरा, राई	अर्गट (फसल पर उगनेवाला फफूँद)		*तात्कालिक*—उल्टी, चक्कर और तंद्रा *चिरकारी*—पैरों में दर्द और गेंग्रीन
गेंहू, चावल, दालें,	कंकड़-पथर		दाँत के इनेमल, आँतों की क्षति
आटा, मैदा, अरारूट	चाक पाउडर	ऐस्बैसटेस	अमाशय का कैंसर
आटा, मैदा, अरारूट	बुरादा		

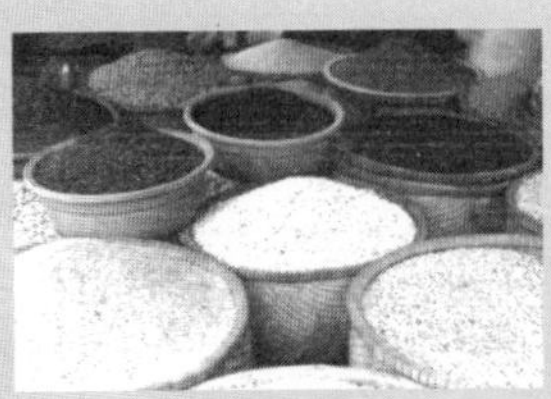

वनस्पति तेलों में मिलावट

वनस्पति तेलों में भी मुनाफाखोरी के लिए कई प्रकार का अपमिश्रण किया जाता है। उसके कारण शरीर के कई अंगों की स्थायी क्षति हो जाती है। कुछ मिलावटी तत्त्व जीवन का अंत ही कर देते हैं।

खाद्य पदार्थ	*मिलावट*	*सक्रिय तत्व*	*दुष्प्रभाव*
सरसों का तेल मूँगफली का तेल	सत्यनाशी तेल (आरजीमोन ऑयल)	सैंग्विनेरिन	डायरिया, बुखार, हल्की पड़ती नब्ज, जलशोफ (पैरों, जाँघों, हाथों, चेहरे की ओर बढ़ती सूजन), ग्लूकोमा, यकृत की वृद्धि, साँस उखड़ना, हृद् पात (हार्ट फेलियर), मृत्यु
सरसों का तेल और दूसरे वनस्पति तेल	प्लास्टिक उद्योग में काम आने वाला विलयक	ओर्थोट्राइक्रेसिल फास्फेट (टी.सी.पी.)	तंत्रिकाओं के तंतुओं के वसीय आवरण की स्थायी क्षति और लकवा
खाना बनाने के तेल	मिनरल ऑयल	पॉलीसाइक्लिक ऐरोमेटिक हाइड्रोकार्बन	उल्टी, पेट चलना, वसा और विटामिन ए के जज्ब होने में व्यवधान, कैंसर उत्प्रेरक

दूध में की जानेवाली मिलावट

मिलावट	*मिलावटी जैविक/रासायनिक पदार्थ*	*दुष्प्रभाव*
सिंथेटिक मिल्क	यूरिया, सोडियम क्लोराइड, सोडियम बाइकार्बोनेट, सुक्रोज़, वनस्पति तेल, डिटरजेंट और पानी	पौष्टिक गुणों में कमी, पेट में दर्द, उबकाई
पानी	तरह-तरह के सूक्ष्मदर्शी रोगकारक जीव	पौष्टिक गुणों में कमी, जल के दूषित होने पर संक्रमण
स्टार्च	मैदा, अरारूट, मसले हुए आलू	पौष्टिक गुणों में कमी

मसालों में मिलावट

खाद्य पदार्थ	*मिलावट*
धनिया	गोबर का चूरा, घोड़े की लीद का चूरा
मिर्च पाउडर	बुरादा, ईंट का पाउडर
हींग	रेत, कंकड़, रेसिन
हल्दी	बुरादा, चॉक पाउडर, रंग
काली मिर्च	पपीते के बीज
जीरा	घास-पतवार के बीज
इलायची	चॉक पाउडर
दालचीनी	केसिया दरख्त की छाल
केसर	मकई के रेशों को रँग कर
सुपारी	बुरादा

जहरीले रंग और खाद्य पदार्थ

खाने-पीने की चीजों को सुंदर दिखाने के लिए खाद्य-निर्माता और विक्रेता उनमें अनेक ऐसे रंग भी मिलाने से बाज नहीं आते जिन्हें ग्रहण करने से स्वास्थ्य-संबंधी गंभीर समस्याएँ उत्पन्न हो जाती हैं। यहाँ उन हानिकारक रंगों की सूची प्रस्तुत है जिनका अक्सर दुरुपयोग होता है।

खाद्य पदार्थ	*हानिकारक पदार्थ*	*रंग*	*दुष्प्रभाव*
दालें, हल्दी, केसर, बर्फ का गोला, मिठाइयाँ जैसे लड्डू, जलेबी, कराची हल्वा, जैम और जूस	मैटनिल येलो	पीला रंग	अंड-ग्रथियों का विनाश

हरे मटर और दाल	मेलचाइट ग्रीन	हरा रंग	फेफड़ों, यकृत, डिंब-ग्रंथियों
लाल मिर्च, चूर्ण	रोहडमिन बी	लाल रंग	और वक्ष के ट्यूमर
जैम और जूस	ब्लू वीआरएस	नीला रंग	गर्भस्थ शिशुओं में आँखों,
	सुडान III	लाल रंग	हड्डियों और फेफड़ों की विकृतियाँ
मीठी सौंफ और सुपारी	ओरामिन	नारंगी रंग	वृक्क, प्लीहा और यकृत के
कराची हलवा	ओरेंज II	नारंगी रंग	विकार
हल्दी	लेड क्रोमेट	पीला रंग	रक्ताल्पता, गर्भस्राव, फालिज, मानसिक मंदता
मसाले, जैम और जूस	कोंगो रेड	कत्थई रंग	जलवृक्कता, जलशीर्षता

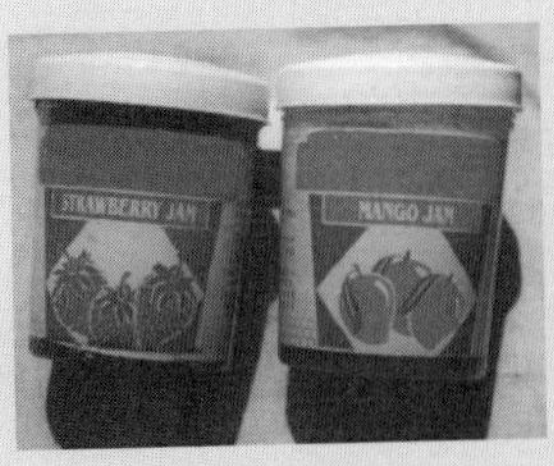

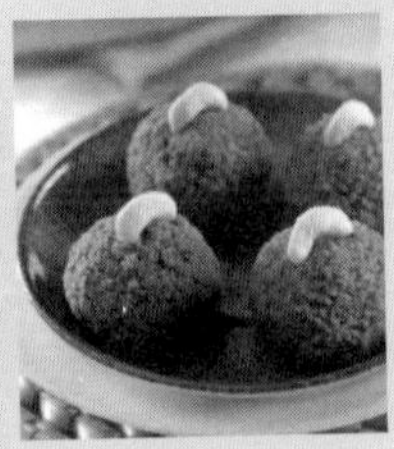

फलों-सब्जियों और पेय पदार्थों में कीटनाशक

फलों और सब्जियों को कीटों से बचाने के लिए खड़ी फसल पर छिड़के जानेवाले कीटनाशक और बाद में भंडारगृह में डाले जानेवाले कीटनाशी भी स्वास्थ्य पर बुरा असर डालते हैं। यहाँ तक कि पेयजल भी कीटनाशकों से बचा हुआ नहीं है। शरीर की रोगबचाव क्षमता का ह्रास, क्रोनिक यकृतशोथ, सिरहासिस, प्रजनन तंत्र के विकार, तंत्रिकीय शोथ तथा लिम्फोमा और कैंसर जैसे जानलेवा रोगों की उपज में उनका पूरा-पूरा हाथ हो सकता है।

कीटनाशक	स्वास्थ्य पर दुष्प्रभाव
डी.डी.टी.	क्रोनिक यकृतशोथ, सिरहासिस, हार्मोनल प्रणाली और प्रजनन तंत्र के विकार, तंत्रिकीय शोथ, शरीर की रोगबचाव क्षमता का ह्रास, नॉन-होजकिन लिम्फोमा, स्तन कैंसर
ऑल्ड्रिन	फेफड़ों का कैंसर, यकृतशोथ
एंडोसल्फन	वृक्क, गर्भस्थ शिशु तथा यकृत पर जहरीला प्रभाव, शरीर की रोगबचाव क्षमता का ह्रास, शुक्राणुओं की संख्या और गुणवत्ता में गिरावट, पुरुषों में अंड-ग्रंथियों और पौरुष ग्रंथि (प्रोस्टेट ग्लैंड) और स्त्रियों में स्तन कैंसर की दर में वृद्धि

डिअलड्रिन	यकृत पर जहरीला प्रभाव, पार्किनसन रोग और ऑलजाइमर रोग
हैप्टाक्लोर	प्रजनन तंत्र के विकार, रक्त विकार
क्लोरडेन	प्रजनन तंत्र के विकार, रक्त विकार, मस्तिष्क कैंसर, नॉन-होजकिन लिम्फोमा
लिनडेन	क्रोनिक यकृतशोथ, सिरहासिस, हार्मोनल प्रणाली और प्रजनन तंत्र के विकार, तंत्रिकीय शोथ, नॉन-होजकिन लिम्फोमा, स्तन कैंसर, एलर्जीजन्य त्वकशोथ (डर्मेटाइटिस)
फेनिट्रोथायोन	दृष्टिपटल का अपविकास, मायोपिया
फेनिथायोन	जींस में विकार; कैंसर उत्प्रेरक
पेराथायोन	कैंसर उत्प्रेरक
प्रोफेनोफोस	कोलिनेस्टरेस रोधक होने के कारण पेशियों की दुर्बलता
फोरेट	कोलिनेस्टरेस रोधक होने के कारण पेशियों की दुर्बलता
मेलाथायोन	कैंसर उत्प्रेरक, ल्यूकीमिया प्रेरक; दीर्घकालिक दुष्प्रभाव – जेनेटिक विकार, न्यूरोटॉक्सिन, एलर्जी, अल्सर, शरीर की रोगबचाव क्षमता का ह्रास
मोनोक्रोटोफोस	तंत्रिकीय विकार
डाइमेथोएट	कैंसर उत्प्रेरक, प्रजनन तंत्र के विकार, जेनेटिक विकार
क्लोरपायरीफोस	सरदर्द, दृष्टि में धुँधलापन, असामान्य थकान, स्मरण शक्ति और मानसिक एकाग्रता का ह्रास, उद्विग्नता, अवसाद
डायएजिनोन	नॉन-होजकिन लिम्फोमा का उत्प्रेरण
क्वीनेलफोस	कोलिनेस्टरेस रोधक होने के कारण पेशियों की दुर्बलता, नजर का धुँधलापन, सरदर्द, उबकाई और कंपन
ट्राइएजोफोस	कोलिनेस्टरेस रोधक होने के कारण पेशियों की दुर्बलता, नजर का धुँधलापन, सरदर्द, उबकाई और कंपन
एथियोन	सरदर्द, दुःस्वप्न, अनिद्रा, उद्विग्नता, स्मरण-शक्ति का ह्रास, मानसिक एकाग्रता न बना पाना, अवसाद, भूख मरना, कमजोरी और हरारत
एसेफेट	कैंसर उत्प्रेरक, प्रजनन तंत्र के विकार, जेनेटिक विकार

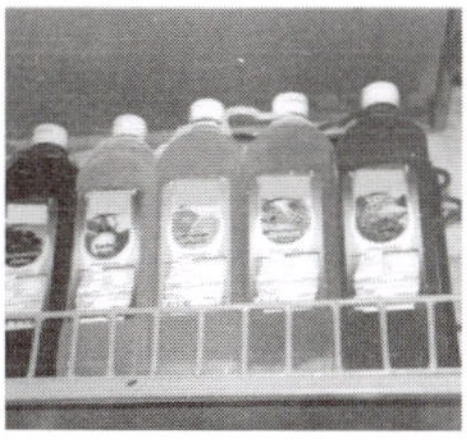
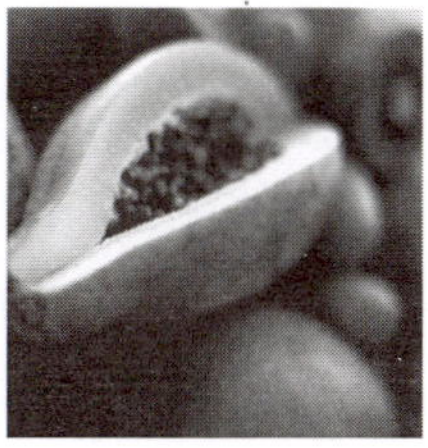

फेनवेलरेट	वजन घटना
परमेथरिन	कैंसर उत्प्रेरक, जेनेटिक विकार, गर्भस्थ शिशु में तंत्रिकीय विकार
सायपरमेथरिन	कैंसर उत्प्रेरक
डेल्टामेथरिन	हार्मोनल प्रणाली के साथ छेड़छाड़
कार्बेरिल	कोशिकाओं में जेनेटिक दुष्परिवर्तन, कैंसर उत्प्रेरक, मस्तिष्क कैंसर, नॉन-होजकिन लिम्फोमा
कार्बोफ्यूरेन	कोलिनेस्टरेस रोधक होने के कारण पेशियों की दुर्बलता, नजर का धुँधलापन, सरदर्द, उबकाई और कंपन
एल्डीकेब	कोलिनेस्टरेस रोधक होने के कारण पेशियों की दुर्बलता, नजर का धुँधलापन, सरदर्द, उबकाई और कंपन
पैराक्वाट	पार्किनसन रोग और ऑलजाइमर रोग
ब्यूटाक्लोर	वजन में कमी, आंतरिक अंगों में दुष्परिवर्तन
एट्राजिन, सीमाजिन	अंड-ग्रथि का कैंसर
ट्राइफ्लूरेलिन	एलर्जीजन्य त्वकशोथ (डर्मेटाइटिस), लाल रक्त कणिकाओं की संख्या में कमी
मेन्कोजेव	घेंघा
कैप्टेन	कैंसर उत्प्रेरक
कार्बेन्डाजिम	जंतु परीक्षणों में अंड-ग्रंथियों की क्षति और शुक्राणु संख्या में कमी